突然刮来一阵狂风，飞沙扬起，小伙伴几乎站立不住。

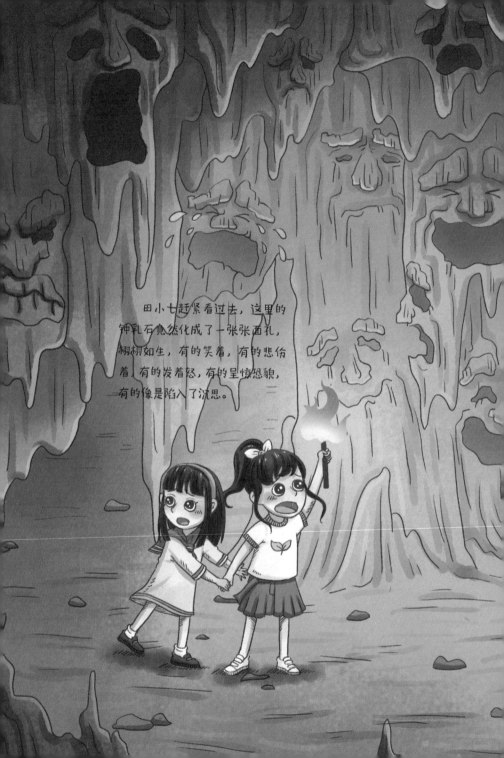

田小七赶紧看过去，这里的钟乳石竟然化成了一张张面孔，栩栩如生，有的笑着，有的悲伤着，有的发着怒，有的呈惊恐貌，有的像是陷入了沉思。

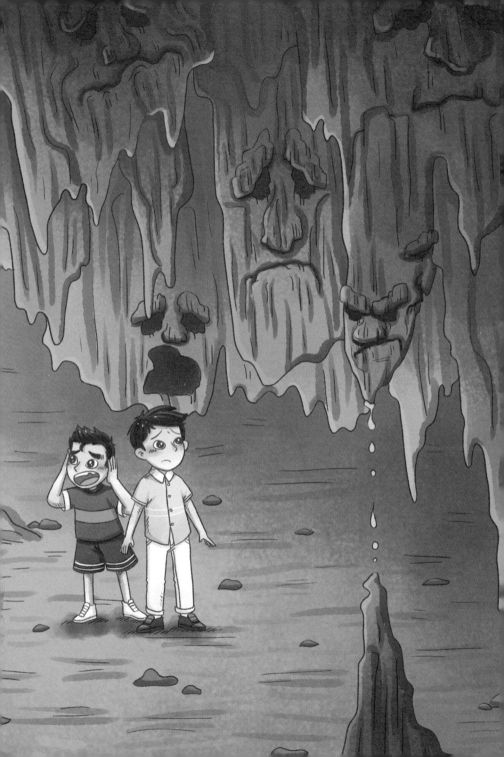

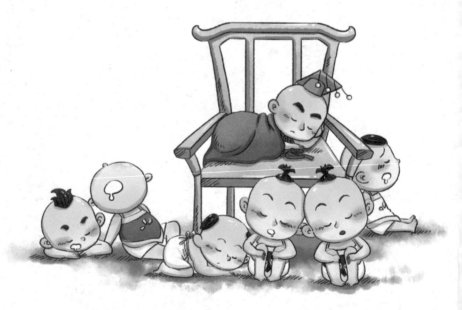

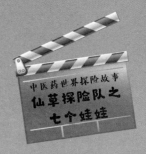
小茯苓

爸爸是位中医大夫，给她起了个名字——小茯苓，希望她能像松树旁的茯苓一样充满灵气。小茯苓从小就与别人不一样，她的小脑袋里充满了各种稀奇古怪的想法，总是做着与众不同的事情。在小伙伴心目中，她是个标准的女汉子，路见不平，拔刀相助，但有点小粗心，也有些小急躁。

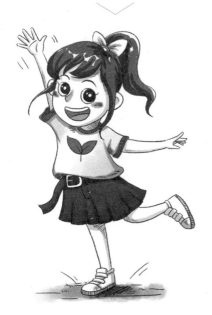

人物介绍

林夏夏

毛毛口中的"大小姐"，大家心中的乖乖女，胆子小，身体弱，刚开始探险时，总会出一些让人担忧的状况。这样一个文静胆小的女孩子，能跟随小伙伴们完成探险任务吗？

田小七

小茯苓心中的偶像，高高的帅小伙，爱帮助别人，幽默风趣，知识渊博。虽然看起来很自信，但害怕失败，不敢挑战新事物，只愿意做那些有把握的事情，小茯苓能改变他吗？

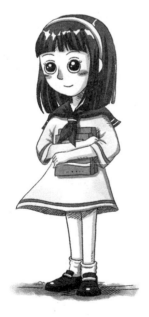

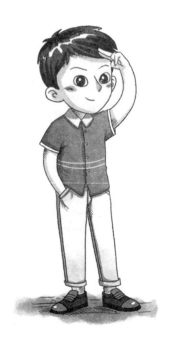

毛毛

　　小伙伴心目中标准的调皮孩子，自认为是个学渣，但好奇心强。在探险的过程中，他状况百出，却也领悟到知识的神奇魅力，面对强悍自己多倍的敌人，他能否化险为夷呢？

灵儿

　　一只充满灵气的小鼯鼠，大大的眼睛，小小的身躯，被白胡子爷爷养大，送到了这个世界，它的身上到底背负了什么样的使命？

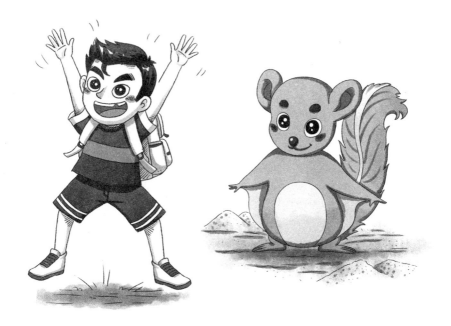

喜娃

长着一张盈盈笑脸，弯弯的眉毛，弯弯的眼睛，弯弯的嘴角，身上穿着一个红肚兜，像是弥勒佛的缩小版，代表喜悦的情绪。

怒娃

容易生气，两只小手叉在腰上，头发、眉毛都竖着，眼睛圆圆的，鼻头也圆鼓鼓的，喷着粗气，一副愤怒的小模样，胖胖的小身体上穿着一件青色的肚兜，代表愤怒的情绪。

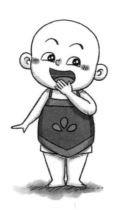

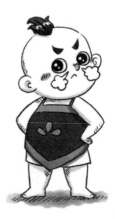

忧娃

走路时头低着，眉毛垂着，嘴角也垂着，满面愁容，身穿白色肚兜，代表忧愁的情绪。

思娃

一脸严肃，除了身穿土黄色肚兜，还身披长袍。虽然也是孩子的面容，但神情更像一个缩小的成人，更加贴切地说，像一位"小将军"，代表思虑的情绪。

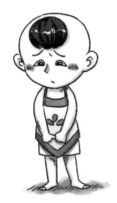

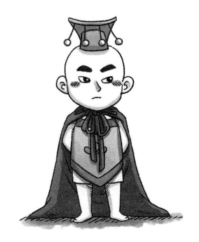

悲娃

眼中常含泪水，动辄泪流满面，身穿白色肚兜，代表悲伤的情绪。

恐娃

经常害怕，感到不安，遇到事情总是躲在一边，身穿黑色肚兜，代表恐惧的情绪。

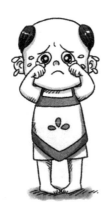

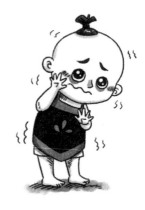

惊娃

容易受到惊吓，经常跳起来，身穿黑色肚兜，代表易惊的状态。

莫测

表外界发生的各类事件对人类情绪的不良刺激，短时间可让人产生不舒服的感觉，长时间则可能导致严重的疾病。

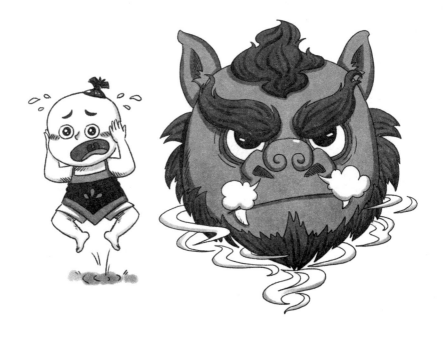

智者

戴着面纱，说话冷冷的，做事不冲动，有着惊人的相貌，代表人类的理智。

慧儿

身着紫色纱裙，与智者一样有着惊人的相貌，是智者最得力的手下，代表人类的智慧。

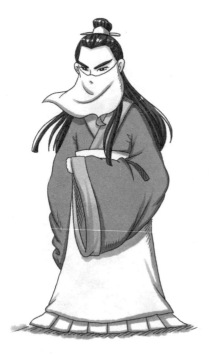

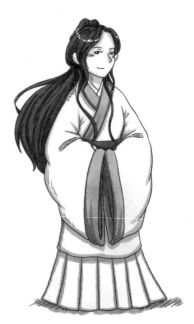

目录

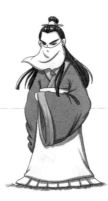

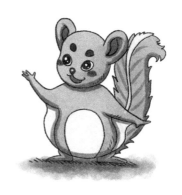

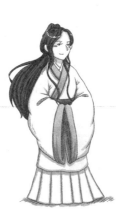

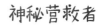
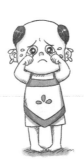

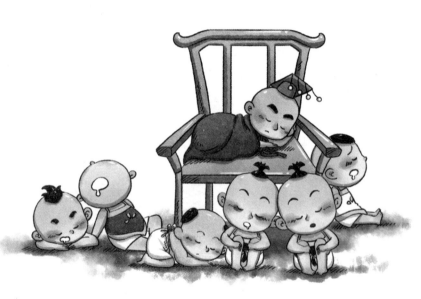

七个娃娃

　　小伙伴们一踏入彩虹门，门便关闭了，突然闪过一道光芒，地面骤然消失，伴随着惊叫声，大家坠落到一个深不可测的无底洞中。

　　不知道掉了多久，小茯苓突然感觉自己被一双软软的手接住了。

　　小茯苓壮着胆子，睁开眼睛，只见一双瞪得圆圆的眼睛在一动不动地盯着她看。小茯苓吓了一跳，问："你是谁？"

　　那人双手一放，小茯苓直接摔到了地上。

　　他往后一跳，小茯苓这才看清他的面容，是个年龄不大的娃娃，两只小手叉在腰上，头发、眉毛都竖着，眼睛圆圆的，鼻头也圆鼓鼓的，喷着粗气，一副愤怒的小模样，胖胖的小身体上穿着一件青色的肚兜。

　　他只是看着小茯苓，并没有回答问题，还抛回个同样的问

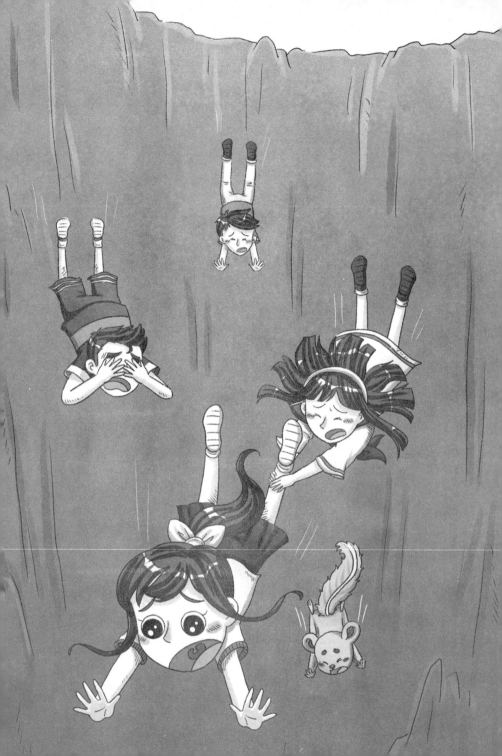

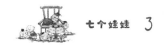

题："你是谁？"

"他是不是哪吒？"毛毛睁开眼睛，看到这个娃娃，好奇地问。

"他怎么可能是哪吒！他又没蹬着风火轮、戴着乾坤圈、挂着混天绫！"林夏夏觉得是毛毛想多了。

"什么？什么？你说什么？说慢一点！"毛毛听糊涂了。

"哪吒又是谁？"这个娃娃也听不明白，反问道。

小茯苓不知道这个娃娃的来历，更不知道从何问起。

这个娃娃突然跳起来，往远处大喊一声："你们快来！瞧瞧我捡到了什么！好奇怪的人！"

只听见一阵越来越近、越来越响的笑声，伴随着这笑声，另一个娃娃的声音传了过来，"哈哈！怒娃，你可别吓到人家了！让我看看，你捡到什么宝了？"

话音未落，一张盈盈笑脸出现在小茯苓和毛毛的视野中，弯弯的眉毛，弯弯的眼睛，弯弯的嘴角，身上穿着一个红肚兜，像是弥勒佛的缩小版。

小"弥勒佛"一眼看到小茯苓和肩膀上的灵儿，笑得更厉害了，"来的这些人还真是挺奇怪的。哈哈！就连这只小老鼠，也是这样独特，居然还长了双翅膀！"

灵儿听了，生气地反驳道："我不是老鼠！你才是老鼠呢！"

小"弥勒佛"听到灵儿突然说话,被吓得倒退了几步,自言自语道:"这老鼠竟然会说话!难道是只会说话的老鼠?!"继而笑得更加剧烈了,五官都拧到了一起,肩膀也抖起来,他俯下身子,双手捂住肚子,口中传来哎哟哎哟的呻吟声。

小"弥勒佛"正笑着,后面又走来一个小娃娃,头低着,眉毛垂着,嘴角也垂着,满面愁容,身穿一件白色的肚兜。他走到小"弥勒佛"身边,忧愁地说:"喜娃,你还笑得出来!你就一点也不担心吗?这些人都是干什么的?我想他们肯定不是好人!"

"你才不是好人!"毛毛着急地说,"你凭什么认为我们不是好人?"

"你们的衣服这么脏!脸上也这么脏!一看就不是好人!再说了,你们出现得这样突然,你们能说出是从哪里来的?来干吗的吗?"说着说着,忧愁娃娃又叹了口气。

"我们来自……我们……我们反正不是坏人!"毛毛一时也不知道该如何解释了,说自己来自另外一个世界,通过时空隧道来到这个世界的,人家会相信吗?

"你这叫以貌取人!"小茯苓也有些生气,但一连串的问题,把她也问懵了,她也不知道该如何回答。

见小茯苓他们不回答,忧愁娃娃立刻有了底气,说:"我说吧！他们肯定是来破坏咱们的世界的。唉！完了完了，咱们还是快逃走吧。"

"你是谁？你要干什么？"这时候，田小七的声音传了过来。

只见一个娃娃，眼中含着眼泪，也穿着一件白色的肚兜，拽着田小七的袖子不放。

"小七，他想认你当哥哥吗？对你这样亲热？"毛毛笑着调侃道。

"你怎么了？干吗拽着他呀？悲娃。"忧愁娃娃跑过去，想拉开两个人。

悲娃说："忧娃，我感觉咱们要倒大霉了！他们肯定是那个坏蛋派来的！他们肯定是坏人！我们的世界就要被破坏了，呜呜呜！"说着说着，一头钻到忧娃的怀里，眼泪就像是突然被打开了闸门的水流一样，奔流出来。

"这个小孩哭起来活脱脱像一个人，一个非常熟悉的人，动不动就哭鼻子，她是谁呢？"毛毛笑着转过头去，盯着林夏夏，"他不像田小七的弟弟，他哭的样子倒真像你呀！不会是你弟弟吧？"

"都乱成一团糟了！你居然还有心情开玩笑？！"林夏夏生气了。

毛毛见状，赶紧闭上了嘴。

"天呀！快看看这都是些什么东西！天呀！怎么这么脏！天呀！我们该怎么办！怎么办！"随着一声声尖叫，不知道从哪里又蹦出来两个长得一模一样的娃娃，犹如双胞胎，都穿着黑色的肚兜，一个高声喊叫着，张大嘴巴，吃惊地瞪着小茯苓一伙人，另一个则躲到了他身后，说："我害怕！我害怕！惊娃，快保护我！快保护我！"

"什么'东西'？你们说的是我们吗？哎！你们说话文明点！"毛毛不喜欢被称作是东西，不满地喊道。

看着一个个突然出现的娃娃，小茯苓感觉自己都晕了，真有种"一个头两个大"的感觉，她喊着："别闹了！你们是谁？你们到底是谁？"

但几个娃娃谁也不理她，只是有的笑着，有的叫着，有的跳着，各自用夸张的动作和表情表达着自己的心情。

田小七和毛毛很想逮住一个娃娃来问一问，无奈这些娃娃都极其灵活，他们不但一个娃娃都没有逮住，反而累得满身大汗、气喘吁吁。

突然传来一声断喝："大王驾到！所有人等，摆队迎接！"

听到这声断喝，所有的娃娃立刻停止了打闹和嬉戏，迅速安静下来，齐刷刷地排好队，全部恭敬地望着同一个方向。

小茯苓很奇怪，究竟是谁？有这么大的震慑力，能让这些

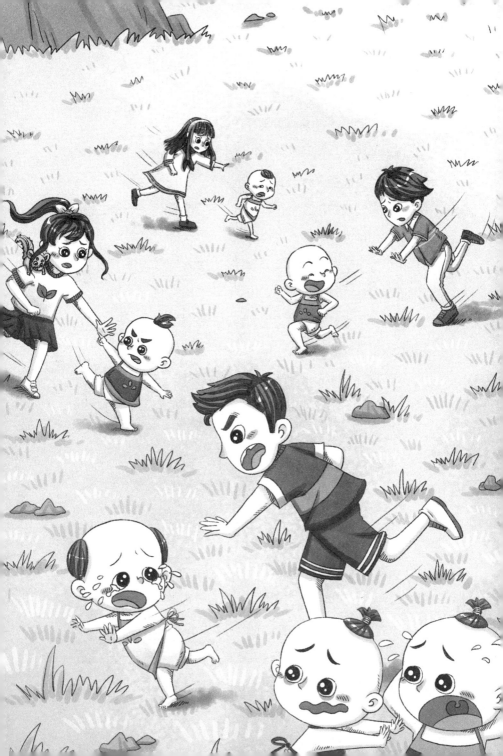

吵吵闹闹的娃娃迅速安静下来。

顺眼望去，只见一个一脸严肃的娃娃走了过来，身着土黄色的肚兜，外面披一件土黄色的袍子。

这个娃娃虽然也是孩子的面容，但神情倒像一个缩小的成人，更贴切地说，像一位"小将军"。

只见这个严肃娃娃眉头紧皱着，快步走到众娃娃中间，大声喝道："发生什么事情了？"

娃娃们七嘴八舌争着回答，却见严肃娃娃眉头一皱，现场立刻又恢复了安静。

只有忧娃快步走上前去，小心翼翼地说："大王，我们发现几个小孩，不知道从哪儿来的，我们觉得他们不像好人！可能是那个坏蛋派来的。"

其他的娃娃刚要补充，严肃娃娃一挥手，说："别说了！先带回去！"

说完，严肃娃娃径自走了，其余六个娃娃冲上去，推着小茯苓他们，跟在后面。

"这帮小孩没大人管吗？难道是一群野孩子？"毛毛不满地嘟囔着。

"这真是太古怪了！偌大的地方，却只有几个小孩？每个小孩的性格又都这么独特？这究竟是什么地方？他们究竟又是谁呢？"田小七开始了快速思索，但经过一轮脑海搜索，毫无结果。

"真奇怪，他们究竟是谁？为何小小年纪就如成人一样？他们口中的坏蛋指的又是谁呢？"小茯苓被娃娃们推搡着，心中也充满了疑惑。

不知道走了多久，一座微型宫殿出现了。这座宫殿小极了，像是用大积木堆出来的一座宫殿，大门非常矮小，只能容一个人弯腰通过。

毛毛低下头、俯下身子，第一个进入，一不留神，被门框碰了一下后脑勺。他疼得直咧嘴，摸着头，刚想发句牢骚，却被身后一个娃娃猛地一推，趔趄了一下，差点摔倒。

"你干什么！"毛毛生气了，他回头瞪着那个娃娃，不料走在前面的严肃娃娃猛一回头，甩来狠狠的一瞥，这一瞥，竟让毛毛不寒而栗，不由自主地立刻低下了头，再也不敢迎着他的目光。毛毛心想："这绝对不是一般人家的普通孩子，他们到底是何方神圣呢？这里到底是什么地方呢？"

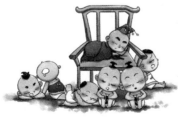

七情

七情，指喜、怒、忧、思、悲、恐、惊七种正常的情志活动，即人正常的七种情绪，一般不会导致或诱发疾病。

爸爸的线索

　　田小七担心毛毛惹祸，赶紧把毛毛拉到自己身边，示意毛毛不要再说话。

　　"不就是几个小娃娃吗？咱们干吗要怕他们？一个拳头打过去，他们就知道应该尊敬咱们了！"毛毛虽然有些害怕，低下了头，但嘴还硬着，当然也只敢小声嘟囔。

　　不料，严肃娃娃的耳朵却极其灵敏，他停住脚步，略一侧头，"为什么怕我？我现在就告诉你，为什么要怕我！"说完，用手一指毛毛，口中念了几句。

　　被严肃娃娃一指，毛毛原本饥肠辘辘、食欲旺盛，却在突然之间失去了食欲，忽感无比惆怅，竟不由自主地叹了一口气。

　　毛毛被自己吓了一跳，"我怎么叹气了？"继而感觉肚子有些胀，这都是从未出现过的。

　　自打毛毛记事开始，自己从未叹过气，哪怕考试不及格，被妈妈骂、爸爸打，毛毛也从未放到心上过，照样吃嘛嘛香！

对毛毛来说，世界上只有一种烦恼，那就是吃不饱或是吃不好。

今天他竟然没有任何原因、没有任何征兆地叹了一口气，并且一向旺盛的食欲也瞬间消失了，哪怕是想起红烧肉、烤鸭这样的美食，也毫无感觉了。

想到这里，毛毛一惊，吓得说不出一句话，只是瞪着眼睛，摸着胀气的小肚子。

不但毛毛吓了一跳，小莜苓他们听到毛毛叹了一口气，也很意外。大家自从认识毛毛，就未听毛毛叹过气。记忆中，毛毛好像除了美食，其他事情都没有放在心上过。

"毛毛的肚子变大了！"林夏夏失声喊出来。

"我的肚子本来就大！"毛毛刚想争辩几句，可是突然发现自己的肚子的确变大了，同时感觉到一阵剧烈的胀痛，不由得弯下腰，口中传来呻吟声。

田小七猜出了是严肃娃娃的法术，赶紧求情："这位娃娃你好！我的同学不小心得罪你了，你多海涵呀！"

"你胆子真大！这'娃娃'也是你叫的！"怒娃听不下去了，竟伸出手要推田小七。

"等等，不要对他动粗！"严肃娃娃制止了怒娃，停止了法术，他问田小七，"你告诉我，什么叫同学？"

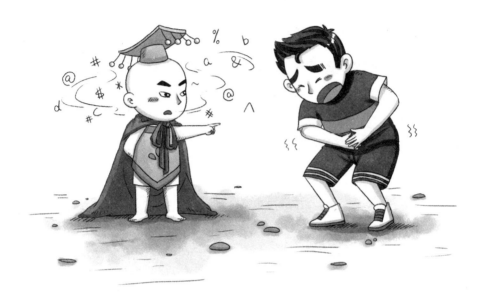

　　"天呀！你们平时不上学吗？你们这里没有学校吗？"小
茯苓惊呆了。

　　"同学是……"田小七还没来得及解释，就被一个急匆匆
赶来的娃娃打断了，"大王！大王！它！它又来了！这次来势
汹汹！恐怕凶多吉少呀！大王快想办法吧！"

　　听到这里，严肃娃娃的眉头皱得更紧了："快带他们下去，
我们抓紧时间想想对策！"

　　"大王！我带他们下去！"喜娃主动请缨，带着小茯苓他们，
左拐右拐，走过道道长廊，穿过迷宫一样的重重宫殿，最后进
入了一个小房间。

　　"请进吧！"喜娃打开门，招呼着小茯苓他们。

"那个什么大王不在这里，现在就他一个人，肯定打不过咱们，咱们趁机快跑吧！"毛毛说完，就要往外冲。

喜娃也不说话，就是笑眯眯地用手一指毛毛，嘴里念叨了几句。

毛毛立刻笑起来，越笑越厉害，竟然笑瘫在地上，嘴里低声呻吟着，看上去筋疲力尽，大家都看愣了。

田小七连忙走到喜娃跟前，说："这位小侠，快放过他吧！我们不会逃走的！"

喜娃倒也不计较，用手又一指毛毛，念叨了几句，毛毛的笑立刻停止了，只是累得瘫坐在地上。

喜娃仍旧笑着说："这回你们别多想了，都进来吧！"

小伙伴们都听话地走入小房间，这里仿佛是一个缩小版的客厅，有很多桌子椅子，但都非常小。

田小七扶着毛毛坐到一个小椅子上，椅子太小了，毛毛被椅子背碰了一下，疼得龇牙咧嘴。但这次，他只敢自己无声地咧开嘴，表达一下痛苦，伸手揉一揉，安慰一下自己，再也不敢多说一句话。

"这位小侠，你们到底是谁？"田小七环顾四周，找不出任何线索来，于是问喜娃。

"这个问题该我问你们！是你们闯入了我们的世界！"喜娃笑着说。

"我们来自另一个世界，说了你们可能也不信！"田小七说。

"说说看，也不一定不信。"喜娃坐下，依旧笑吟吟的。

田小七想了想，感觉喜娃也没有伤害自己的意思，于是把自己的经历简单地告诉了他。

"这么说，你们想找到她爸爸，然后回到你们自己的世界去？"喜娃指着小茯苓问。

"是的。你见过我爸爸吗？他在哪里？"小茯苓听到有人提起自己的爸爸，立刻着急地追问道。

"我是没见过。但，有个人可能见过！"喜娃说。

"谁！"小茯苓抓住喜娃的两只小胳膊，着急地问。

"哎哟！轻点！我的胳膊要断了"，喜娃疼得龇牙咧嘴，"我觉得愁娃可能见过。"

"真的？愁娃是谁？他在哪里？"小茯苓放开喜娃。

"愁娃你刚才见过，就是那个满脸愁容的人。我记得，有一次愁娃告诉我，他出去玩的时候，曾遇到过一个很奇怪的人，跟他打听有没有见过几个小孩。仔细想想，他口中几个孩子的样貌很像你们，所以，我感觉他可能是你爸爸！"喜娃说。

"后来呢？那个人去了哪里？"小茯苓又抓住喜娃的手，继续追问。

"我哪里知道，这得去问愁娃！"喜娃抽回手。

"那愁娃在哪里？"小茯苓想要冲出门。

"你别出去，等一会再去，现在很危险！愁娃应该跟着大王一起，跟莫测打架，这会儿该打完了吧？"喜娃自言自语道。

"莫测又是谁？"小茯苓问。

"莫测是一个大坏蛋！总来搞破坏！最可气的是，它花样很多！每次打架，总使出一些新法术，打得我们措手不及！"喜娃仍旧笑着，但是笑容中似乎透出一丝愁容。

"这些小娃娃是谁？莫测又是谁？竟能让这个满脸笑容的喜娃发愁。"小茯苓开门的手停在半空中，心中充满了疑问，她刚想接着问，却听到一阵急促的脚步声，和一阵猛烈的砸门声。

"快开门！快开门呀！不好了！发生大事了！"一个充满惊恐的声音传来。

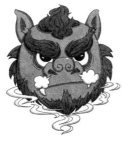

莫测

"莫测"借指各类引起不良情绪的意外事件。七情本是人类正常的情绪，但意外事件可引发情绪过激，从而产生对人体的伤害。如果不良情绪不能消除，还会对身体有进一步的伤害。

紧急救援

喜娃急忙打开门，与此同时，一个娃娃撞了进来，大家一看，这不是双胞胎中的一个娃娃吗？

"喜娃，惊娃被抓走了！大王也被抓走了！他们都被抓走了！大家都快各自逃命去吧！"说着说着，这个娃娃的身子颤抖了起来，脸上满是恐惧，"莫测马上就来了！太可怕了！咱们赶快逃吧！"

"恐娃，别着急，快进来，跟我走！"喜娃快速将恐娃拽了进来，然后看看门外，见没有人，便迅速关门落锁，快步走到墙的一角。

喜娃摸索着地面，摸到一个凸起的地方，使劲往下一按，墙面竟然缓缓打开，一间黑漆漆的密室出现在大家的眼前。

"大家别出声！跟着我，脚步轻一点，咱们得抓紧时间，赶快跑！"喜娃压低声音，说完，第一个冲进密室，恐娃见状，也连忙跟着跑了进去。

田小七和小茯苓搞不清状况，不知道莫测究竟是什么鬼怪，能让他们如此害怕！只知道形势非常危急，于是拉着林夏夏和毛毛，也紧跟着跑入了密室。

喜娃见大家都进了密室，于是在密室的一个墙角，摸索着按了一下，门又缓缓地关上了，密室中的机关同时也开启了，四周射来一束束光芒，将密室照得通明。

几乎是与此同时，密室外面传来一阵嘈杂声，有个声音高声叫道："你们在哪里！我要仔细搜查每一个房间，这次一定要斩草除根！把你们全部抓回去！"

喜娃将食指放在嘴上，发出"嘘"的声音。其实不用他提醒，大家谁也不敢出一点声音，都静悄悄地等待着，直到外面的声音完全消失了。

"发生什么事情了？"小茯苓感觉安全些了，小声问道。

"唉！莫测这次来势汹汹，恐怕我们凶多吉少！"喜娃声音里充满了担忧。

"莫测到底是谁？"小茯苓问。

"快点想办法呀！看样子这里也待不了多久！"毛毛环顾四周，密室倒是很大，只是没有吃的东西，肚子一阵乱响，他不由得揉了揉肚子。

"我也不知道该怎么办，大王都被抓起来了！要不咱们各自逃命去吧！"喜娃说，他旁边的恐娃只是瑟瑟发抖，一句话也说不出来。

"你快给我说说，莫测到底是个什么人？他会什么法术？把你们大王抓到哪里去了？"小茯苓想着赶快把大王解救出来，最重要的是，尽快找到那个愁娃，问出爸爸的下落。

"莫测可不是人！它太可怕了！"喜娃说。

"不是人！那是什么？你们不是会法术吗？干吗怕它？"小茯苓吓了一跳。

"就是！刚才对付我的时候不都挺厉害嘛！欺软怕硬！哼！"毛毛小声嘀咕着。

"莫测是个很可怕的怪物！他的可怕之处就是会以其人之道还治其人之身。"喜娃并不理会毛毛的话。

"什么？你说什么？"毛毛没听明白。

"就是会用你们的法术对付你们自己？"田小七听明白了。

"对，我们的法术越厉害，他对付我们的武器越强大！"喜娃流露出恐惧的表情。

"太好啦！"小茯苓突然想到了什么。

"你怎么了？为什么说太好了？"林夏夏看着小茯苓，不知道这样危急的情况下，有什么好欢呼的，感觉小茯苓很不正常。

"别担心！我没疯。"小茯苓安慰了一下林夏夏，说："我的意思是，我们又不会法术，正好可以去会会那个莫测怪物！"

"这？"喜娃说不出话来了，小茯苓的话，虽然听起来荒谬，但好像还存在几分合理性。

"这个可以有，我们可以去会会它！"田小七笑着接了话。

"莫测是个怪物！它肯定很可怕！小茯苓，咱们别去！"林夏夏紧紧拉住小茯苓，眼睛中充满了恐惧。

"这么害怕，就跟你见过莫测似的。"毛毛有些不屑。

"别怕，夏夏，我们就去会会它。再说它最厉害的是以其人之道还治其人之身，咱们又不会法术。"小茯苓倒是不太害怕。

"我跟你去！"田小七说。

"我也去！那个叫什么莫测的，住得远吗？平时爱吃什么？"毛毛把大家都问懵了。

"你打听这个干什么？难道你还给它带点吃的？"林夏夏听到毛毛的话感到不可思议。

"我给它带吃的？！我哪里有这份闲心！我是想，咱们应该都饿了，把莫测打败之后，从它那里顺点吃的回来。"毛毛解释道。

"这个时候你还想着吃？再说就凭你，能打败它？"林夏夏看着毛毛。

"人是铁，饭是钢。你懂不懂？"毛毛想理直气壮地说，但底气好像不太足，林夏夏也没理他。

"莫测的法术很多。虽然你们不懂法术，但我感觉你们还是得小心点。"喜娃提醒道。

"我想知道这个莫测怕什么？"小茯苓问喜娃。

"怕什么？"喜娃沉思了一会，"我真不知道它怕什么。"

"它怕咱们不怕它！"小茯苓肩膀上的灵儿突然说话了。

"什么？"毛毛听愣了。

"说得对！"一连串突发事件，竟让小茯苓忘记了灵儿。可聪明的灵儿，总能带给人惊喜。

"这个谁不知道，可怎么做到不怕它？"毛毛终于明白了灵儿的话，可仍旧不知道该怎么做。

"见招拆招。"小茯苓吐了一下舌头，田小七也听懂了，笑了。

"你带我们去吧！"小茯苓对喜娃说。

"我？不太行吧，我还要在这里看家呢！要不换个人，恐娃，还是你带他们去吧。"喜娃回头找恐娃，谁知恐娃早就不知道躲到哪里去了。

"你得去，如果我们几个把你们大王救回来了，你想想后果有多严重。你置大王的生死于不顾，他得对你发多大的火？"小茯苓劝说着正打退堂鼓的喜娃。

"这倒是，可是……"喜娃也知道后果很严重。

"别可是了，我们都不害怕，一起走吧！"田小七笑了。

"我可以带你们去，但我只能远远躲在一边，行吗？那个莫测，实在太可怕了！"喜娃鼓足了勇气，小心翼翼地问。

"这么远！到了吗？"不知道走了多远，毛毛感觉腿都快断了。

"快到了！"喜娃回答。

"你都说了多少次快到了！可还没见到那个大怪物！这次你必须告诉我，到底还有多远？否则我就不走了，就在这里等那个怪物！看它敢不敢来找我！"毛毛又累又饿，有些气恼，赌气地站在那里。

毛毛的话音刚落，突然刮来一阵狂风，飞沙扬起，小伙伴们几乎站立不住，一个黑影在风中时隐时现，一个可怕的声音从空中传来："这是谁这么着急见我呀？组团来送死了！我这次终于可以斩草除根了！哈哈！"

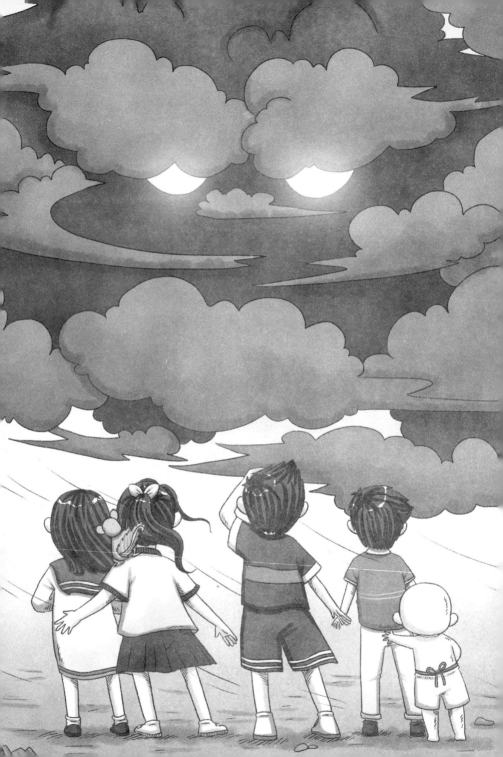

莫测之谜

又一阵狂风吹来，大家几乎站不住，往后倒退了一阵子，才勉强站住。过了一会，风似乎小些了，只见空中出现了一大片浓雾，浓雾中有一副巨大的面孔，若隐若现，铜铃一样的眼睛，墨缸一样的嘴巴，两个偌大的鼻孔，呼呼地冒出一阵雾气。

"这是个什么东西？"毛毛大惊失色。

"它就是莫测？"田小七看到这张面孔，回头问喜娃，喜娃一边点着头，一边转身就跑。

"你们胆子还真大！"莫测说着，鼻孔中又喷出一阵阵浓雾。

"原来你就是莫测？"田小七心想自己不会法术，莫测应该拿自己没办法，于是壮着胆子，走上前去。

"我就是莫测！哈哈！你是谁？胆子这么大！敢第一个来送死！"莫测两只铜铃眼紧紧盯着田小七，仿佛在打量着他，鼻孔中喷出的浓雾，含着一股浓郁的臭味，差点熏晕了田小七。

如田小七想的一样，莫测确实一时没想出用什么办法对付他，但它的眼中却闪过一丝诡异的光。

突然又一阵浓雾吹来，大家在浓雾中失去了知觉。

田小七感到有人用手捅自己，他睁开眼睛一看，妈妈站在自己跟前，他欣喜地说："妈妈，难道我回来了？太好了！"

妈妈却没有理会他的话，有些生气地说："你怎么搞的？这次数学竞赛为什么是第二名？你以往都是第一名！第一名！你赶紧好好检查检查，看看哪里丢的分！"说完，扔过来一张熟悉的数学卷子，那张卷子飘到田小七面前，落下来。

田小七看着那张数学卷子，仔细地检查题，但是第一道题就不会做。突然，那道题从卷子上跳了下来，冲着田小七狞笑。田小七感觉自己的脑子停止了转动，数学卷子变成了一团乱麻，把自己缠了起来，越捆越紧。

不知道过了多久，小茯苓感觉有一双温暖的手握住了自己的手，她睁开眼睛一看，竟然是爸爸！

这意外的相逢让小茯苓惊喜不已，她正要拥抱爸爸，但是爸爸却微笑着冲她挥了挥手，转身慢慢走了。

小茯苓惊呆了，她不明白爸爸为什么要走，她一边喊，一边拼命去追爸爸。但是爸爸好像听不到小茯苓的喊声，一直都不回头。爸爸好像走得很慢，但小茯苓却总也追不上，眼看着距离越来越远。

小茯苓无奈地停住了，不由得坐到了地上，眼泪顺着面颊哗哗地流了下来。

林夏夏感到有一阵阵热气在往自己的脸上喷，她睁开眼睛一看，立刻吓出了一身汗。只见一只五彩斑斓的老虎，正恶狠狠地盯着自己，喷出来的热粗气，几乎要将自己熏晕了。

林夏夏快要吓晕过去，她想逃跑，可是身上软绵绵的，一点力气也没有，想喊救命，可也喊不出来。

毛毛闻到了一股香味，这股香味越来越浓，毛毛睁开眼睛，发现自己居然坐在一张餐桌前，餐桌上摆满了美味佳肴。红烧肉肥瘦相间，酱汁调的正好，透着亮，闪着光；烤鸭已经被切成了片，静悄悄地等待着被蘸酱后送入口中；糖醋鲤鱼带着闪闪的糖醋汁，仿佛要一跃而起，飞进毛毛的嘴里……

毛毛惊喜不已，心想要能加点果汁就好了，而这时空中突然飘来了自己最爱喝的桃汁，毛毛开心地大笑起来……

喜娃悄悄地找了个地方，躲了起来，不一会儿，看到田小七的眉头越皱越紧，小茯苓在悲伤地哭，林夏夏在惊恐地喊叫，毛毛在大笑。

喜娃知道他们这是中了莫测的法术。

"这怎么办呀？咱们得帮帮他们！"恐娃不知道从哪里钻了出来，用颤抖的声音对喜娃说。

"恐娃呀，我就说这个莫测很危险！很危险！他们偏去逞强！你看，他们果然中了莫测的法术了！我哪里有本事救得了他们！"喜娃有些懊恼地说。

"他们是为了救咱们大王才来的呀，咱们得救他们！"恐娃也很害怕，声音有些颤抖，但却一字一句、无比坚定地说。

"怎么救？是你能打过那个莫测，还是我能？难道你希望咱们被莫测一锅端了？过一会，咱们赶紧悄悄地跑了吧。"喜娃无奈地撇撇嘴。

"你不是曾经告诉我，你的法术很厉害吗？不是除了大王，谁都打不过你吗？"恐娃问。

"我的法术当然很厉害！但是莫测的本领你也了解，它可以用我的法术来对付我！"喜娃无奈地说。

"反正我觉得咱们如果这个时候逃走，就太不仗义了。"恐娃盯着喜娃说。

小茯苓正悲伤地哭着，突然有人捏自己的脸蛋，小茯苓被捏得生疼，不由喊出声来："哎哟！哎哟！是谁呀？疼死我了！"

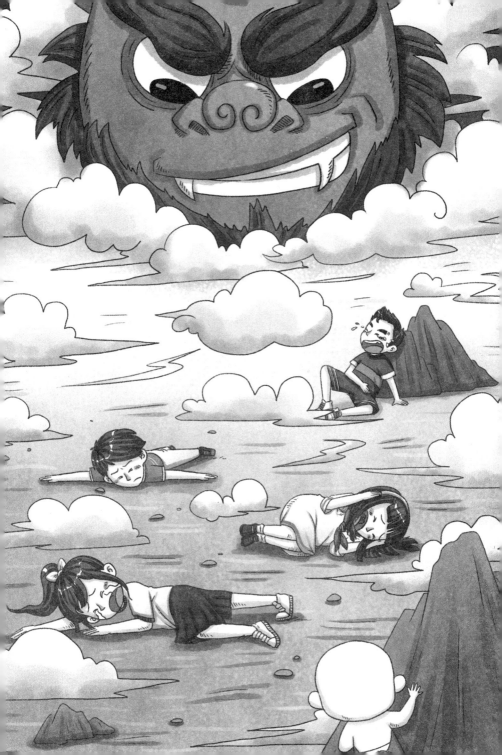

随着疼痛的加重，小茯苓眼中爸爸的身影消失在浓雾中，自己重新回到了原来的地方。

小茯苓急忙站起来，喊道："爸爸！爸爸！"

险中求生

"那可不是你爸爸，是你产生幻想了！是莫测搞的鬼！"一个可爱的声音传来。

小茯苓惊奇地转过头，吓了一跳，原来是灵儿，它站在小茯苓的肩膀上，圆圆的眼睛透出犀利的光芒，好像看透了莫测的把戏。

看到小茯苓恢复了意识，灵儿依次飞到了田小七和林夏夏的肩膀上，故技重施，唤醒了田小七和林夏夏。

但唤醒毛毛的时候出了点问题，毛毛好像不愿意被唤醒，他闭着眼睛，笑着，嘴巴一开一合，全身心地享受着"美味佳肴"。

灵儿怒了，用小爪子使劲揪起了毛毛的耳朵。

"哎哟！哎哟！妈妈呀！我这次犯了什么错误？我没有吃撑！我上课也没有睡觉！"毛毛咧开嘴，大声喊起来。

毛毛不情愿地睁开眼睛，美食全部都消失了，只看到灵儿，

不由得叹了一口气："唉！怎么又是你！我就知道，我与那些
美味是没有缘分的！"

"真有意思！你们居然都醒了？"浓雾中，莫测可怕的声
音又传了过来，它的眼睛滴溜溜地转起来，仿佛在酝酿下一个
阴谋。

田小七看到莫测诡异的眼神，大声喊道："朋友们！千万
别看莫测，赶紧跑！"几个小伙伴也害怕了，立刻飞奔起来。

"跟着我！"灵儿展开滑翔翅膀，引导着大家。

小茯苓点点头，跟着灵儿跑起来，田小七和林夏夏也追了
上去。

毛毛叹了口气，说："那我的美味佳肴怎么办？"

话音未落，感觉被一只小手拽着跑起来，原来是喜娃。

"你们来了？不对，刚才你们躲到哪里去了？我见到的美
味佳肴还能回来吗？"被拽着跑的毛毛，居然还不断冒出一个
又一个的问题。

喜娃仿佛没有听到，只是拽着他拼命跑。

"你再不使劲跑，我们就变成莫测的美味佳肴了！"恐娃
气喘吁吁地跟上来，大声喊道。

"你往哪里跑呀？"小茯苓问灵儿。

"不知道，就想赶紧离开这个大怪物！"灵儿回答道。

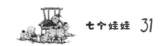

突然，大家的前方出现了一阵浓雾，浓雾中又出现了那张可怕的、熟悉的脸。

"哈哈！你们跑不过我的！"莫测不知道从哪里窜出来，挡住了大家的去路。

"我这次可以换换口味了！让我想想，是先吃这个小胖子好？"莫测用手指着毛毛说。

"谁是小胖子，我很多顿饭都没好好吃了，现在已经是小瘦子了！"毛毛抗议道。

莫测却不理他，然后用手指着小茯苓说："还是先吃这个小姑娘？还买一送一呢，这个小姑娘肩膀上还有一只会飞的小老鼠！"

"你才是老鼠！"灵儿愤怒了，它张开滑翔翅膀，口中念念有词，不知道嘟囔着什么，摆出一副滑稽的模样。

莫测被灵儿的动作逗笑了，但还没笑完，就笑不出来了。

被激怒的灵儿居然变出一个小玻璃罩子，这个罩子越变越大，猛地罩住了莫测。

莫测惊呆了，它变出一双巨大的手，想移开罩子，但没有成功，又用双手敲打着罩子，但是玻璃罩子却很结实，一时间无法打破。

看到玻璃罩子成功地关住了莫测，毛毛跑过去，大声喊道：

"灵儿，快把它干掉！"

"这个莫测是一股浓雾化成的，我不知道怎么把它干掉！"灵儿无奈地说。

"你怎么不早点拿出这个玻璃罩子？害得我们吃了这么多苦。"毛毛见无法除掉莫测，悻悻地问。

"你可没吃苦，我看到你一直在吃美食！"林夏夏的话把大家逗笑了。

"我的法术也是有限的，使用一个就少一个，我本想如果能逃走，这个法术就留到关键的时候再用。"灵儿说。

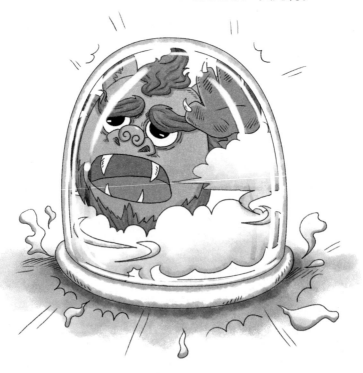

"还关键的时候！刚才我们差点都挂了！"毛毛喊起来。

"那你还有多少个法术？"田小七问。

"我也不知道，但爷爷告诉我，要多用智慧，少用法术，因为法术是有限的，而智慧是无限的。"灵儿回答说。

"你们还有闲心在这里聊天！这个玻璃罩子可关不住莫测！赶紧快跑吧！"喜娃从角落窜出来，拽起小茯苓就跑起来，恐娃也紧随其后。

"你跑得挺快呀！我总算找到你的优点了，就是腿脚好！"毛毛冲喜娃喊道，喊完之后，赶紧跟了上去。

"别跑了！"飞着的灵儿突然做了一个停止的姿势，拦住了大家。他们这才发现，不远处突然出现了一个巨大的古宅，好像突然从地里冒出来的，散着白雾，正静悄悄地等着他们。

古宅之谜

"咱们能进去吗？"毛毛问灵儿。

"我也不知道这是个什么地方。"灵儿挠挠头。

"怎么突然出现了一个古宅？"小茯苓问。

"刚才有雾气，看不清，走近了才发现。"灵儿研究着这个古宅，但毫无结果，继而转向喜娃，"喜娃，你知道这是哪里吗？"

"我哪里知道。"喜娃摇摇头。

"我感觉阴森森的，咱们别进去了。"林夏夏想到电影里的古宅，往往都代表着不好的地方，顿时感觉头皮发麻。

"我也是这样想！"恐娃迅速躲到喜娃后面，点头称是。

"得进去看看！说不定会有新的发现呢！"小茯苓自言自语道。

"我也觉得应该进去看看！"田小七赞同。

"我就不进去了，在外面等你们出来相聚。"喜娃说完，一拱手，又要溜走。

"你可别走，万一你们家老大关在里面，你不进去，而我们把他救出来，你可就闯祸喽！"小茯苓慢悠悠地说，"见死不救？哦，不对！应该是救驾不力！应该怎样处罚？"

"或是你在这里亲自等着莫测？再与它决一死战？"田小七逗喜娃。

喜娃听了，苦笑着说："大家别这么说，其实我想进去的，就是担心人数超编了。"

"我可以把自己宝贵的名额让给你。"毛毛落井下石。

"不用了，既然不超编，那我就进去。"喜娃硬着头皮，拉着恐娃，小心翼翼地跟着小茯苓他们走入了这座神秘的、散发着雾气的古宅。

走入古宅，院里空空荡荡的，一座正殿和两座偏殿映入眼帘。

左边的偏殿上挂着一个牌匾，上面写着"郁怒太甚病由此出"。右边的偏殿上也挂着一个牌匾，上面写着"喜乐至极悲从中来"。正殿上写着"万事莫测"。

"坏了！难道这是莫测的老巢？"田小七惊呆了，仿佛在自言自语，又好像在问大家。

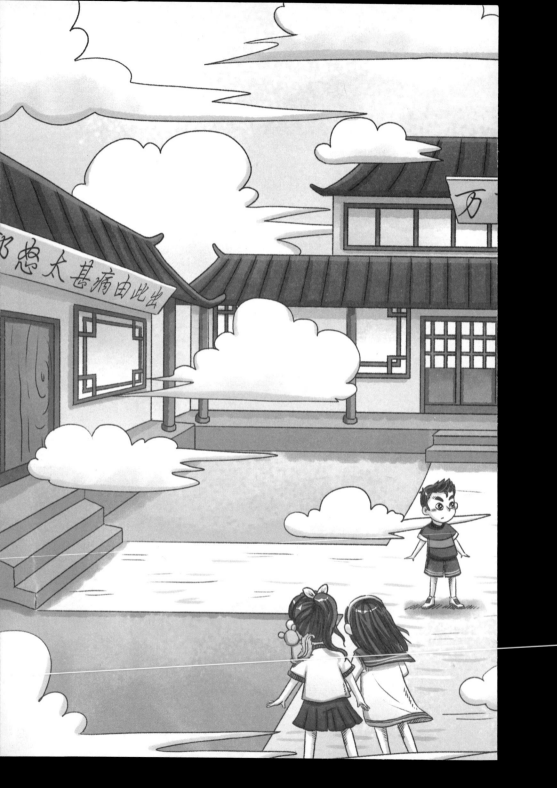

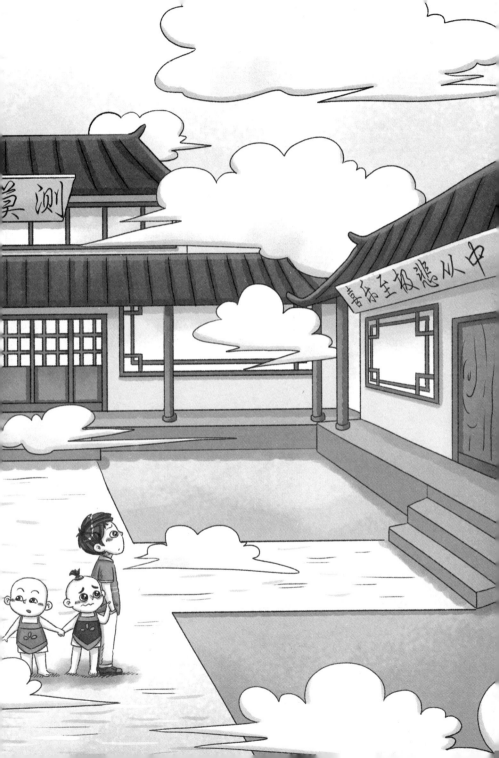

"我就感觉这座古宅出现得很奇怪，一定不是好地方！咱们赶紧走吧！"林夏夏害怕了。

"不该这么巧呀！逃跑也能跑到它的老巢呀！"小茯苓有些怀疑，但也说不出这究竟是什么地方。

"你们想想离莫测这么近，当然就是它家，咱们快走吧！"林夏夏的声音开始颤抖了。

"就是，都写着它的名字了，还不是它家？难道是你家？"毛毛这次的意见难得与林夏夏保持高度一致。

"既然来了，就进去会会主人！"小茯苓下了决心要一探究竟。

"就是，该面对的一定要面对，逃避没有用。你说咱们是先进正殿，还是先入偏殿？"田小七问喜娃。

"我也拿不准，我没来过这里。唉！要是我们大王在就好了！"喜娃仍笑着，但冷汗已经从额头流了下来，声音突然低下来，"要不你们都进去看看，我在院里等你们？"

"你们大王，哼！要我说，也不是什么厉害角色，要不怎么会被那个叫莫测的怪物逮走了？"毛毛有些不屑。

喜娃脸上出现一种奇怪的表情，笑容中出现了一丝恼怒，想说什么，但犹豫了一下，没有说话。

"走吧，先入正殿。"田小七说完，推开了正殿的大门。

门吱吱呀呀地被推开了，灵儿随之飞了进去，几个小伙伴

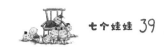

也跟着走了进去。

喜娃不想进，但被毛毛紧紧抓住手，一把拉了进去。

正殿里空荡荡的，偌大的宫殿正中摆着两个太师椅，旁边有两排客座，除此之外，别无他物。

"大家先别轻举妄动！这宫殿有猫腻！"灵儿皱着眉头。

"有什么猫腻？"小茯苓问。

"我总觉得哪里不对！"灵儿又飞了一圈。"你们说，一个荒芜了很久的古宅里应该什么样？"

"没吃的，也没喝的！"毛毛第一个回答。

"桌椅上应该布满灰尘！"田小七回答说。

"房梁上还可能有蜘蛛网！蜘蛛网！"林夏夏回想起蜘蛛那种可怕的生物，不由颤抖了一下。

"可是，这里除了让人感觉荒凉，桌椅上既没有灰尘，也没有蜘蛛网，这是为什么？"灵儿思索着说，"所以，这个古宅如果不是咱们的幻想，那么……"灵儿突然压低了声音："那么就是有人住在这里，并且，他还没有走远！"

"幻想？"毛毛想着，用脚狠狠踢了一下椅子，疼得他嗷嗷叫起来，"谁说这是幻想？这肯定不是假的！我的脚！疼死了！"

"既然不是幻想，那就是有人住在这里了，这并不是一个荒芜的宅子！"灵儿不理毛毛，接着说。

喜娃越听越害怕，"我感觉这就是莫测的老宅，赶紧各自逃命吧！后会有期！"说完，他又要往外冲。

"既然来了，怎能说走就走！"一个冷冷的声音传来。话音刚落，一个身影飘然而至，让大家倒吸一口凉气。

神秘主人

这个身影若隐若现，一块白色的面纱蒙住了大半个脸，眼睛中射出冷峻的光，让人不敢直视。

田小七壮着胆子问："你是谁？是不是莫测变的？"

"莫测？我怎么会是那个丑八怪？难道我长得像吗？"面纱人有些气恼。

"你和莫测是一伙的吧？"毛毛也抛出了问题。

"哼！我怎么会和那个家伙为伍！"面纱人有些清高。

"那你到底是谁？"小茯苓虽然害怕，但禁不住好奇。

"我是莫测的对头！"面纱人冷冷地说。

"太好了，我们也是莫测的对头，对头的对头，那咱们就是朋友了！"毛毛很欣赏自己的反应能力，伸出手，壮着胆子要和面纱人握手。

"谁和你是朋友，我没有朋友！"面纱人侧开身子，躲开毛毛的手，冷冷地说，"再说你们竟敢擅自闯入我的宅子，该当何罪！"

"这位侠士，我们不是故意冒犯您。我们是被莫测那个大魔头追到这里，无处躲藏。"田小七连忙请罪。

"莫测的法术太厉害了！我们是被逼无奈，才会在逃跑的时候，误入了您的宅子。"小茯苓接住田小七的话。

"不是它厉害，是你们太笨了！"面纱人似乎笑了一下，但却是冷笑。

"你说我们笨！那您老人家亲自出山，去对付一下那个莫测。"毛毛有些不服气。

"我早已不问江湖之事！"面纱人依旧冷冷的。"看在你们是误闯的份上，我今天就放过你们，赶紧离开这里！"

几个小伙伴面面相觑，不知道该走还是该留下。

突然灵儿大笑起来，把几个小伙伴笑懵了，连面纱人也惊奇地望着它，不知何意。但灵儿只顾自己笑，却不理他们。

"你笑什么？"面纱人冷冷地说，"你是个什么东西？敢在此放肆！"

"哎哟！哎哟！让我再笑一会，太好笑了！"灵儿却没有停下的意思。

面纱人又是冷冷一笑，他伸出双手，看样子就要出招对付灵儿。

小茯苓赶紧护住灵儿，向面纱人解释："这位大侠！我的朋友今天可能被吓到了，才会一反常态，变成这样，您千万别见怪。"

不料，灵儿却挣脱出来，指着面纱人说："我才没有被吓到！我很正常！我为什么笑？告诉你吧！我笑你太傻了！"

面纱人听了此话，冷冷地问："你倒是说说看，我怎么傻了？"

喜娃悄悄对田小七说："你们带的这个小宠物，好像要把这个面纱人惹急了。这下可好了，莫测还在门外等着，门里又得罪了这个冷冰冰的人。我可管不了了，我要先撤了。"说完，恨不得化成一阵风，跌跌撞撞地就要跑。

"我知道你生气了，但是你知道自己有多傻吗？"看面纱人不怒，灵儿好像要故意激怒面纱人。

"怎么一个个都喜欢激怒别人，是不是都跟我学呢？"毛毛嘀咕着，不免有些崇拜自己。

灵儿却不紧不慢地说："但你别着急呀！先听我把话说完，你仔细考虑一下有没有道理。"

"我从来不会着急！你有话快说！"面纱人冷冷地瞅着灵儿。

"你讨厌莫测！"灵儿说。

"不关你事！"

"你想除掉它！"

"与你无关！"

"但现在机会来了，你可以除掉它！"

"什么机会？"

"我们就是机会！"灵儿刻意挺了挺小胸脯。

"就凭你们？！"面纱人的声音中带着蔑视。

"你思考一下，我们的到来是不是很神秘？我们既然能历经千难万险来到这里，就说明我们还是有一定实力的。"灵儿悠悠地说，"你可以利用我们除去莫测，不费吹灰之力，为何不利用这个机会呢？"

听了灵儿的话，面纱人略一沉思，问："那么，你们会什么？"

"我们会的可多了！"毛毛想开始吹牛。

"不对，你们刚才说了是被莫测追到这里的！"面纱人突然想起来。

"我们不是怕莫测。主要问题是，我们不了解这个莫测，不知道该如何对付它！"灵儿的话总是那么有道理。

"莫测会反作术，会将你使出的法术用到你身上。"面纱人说。

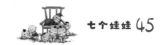

"这个我知道，但我们都不会法术，为什么也被它攻击了？"田小七问。

面纱人停了一会，继续说："还有更可怕的，莫测会找准你的弱点，控制你的情绪。"

"控制情绪有什么可怕的？"毛毛问。

"你可以亲自去试一试，就知道了！"面纱人似乎又在冷笑。

"这位大侠，那我们该怎么办？"田小七请教面纱人。

"不要让情绪控制自己，而是用理智控制情绪。"面纱人缓缓地说，"但是人类，从来就是没有理智的动物。"

"你难道不是人吗？"毛毛生气地问。

"当然不是！"面纱人的回答吓得毛毛倒退了好几步。

"那你是？"毛毛问。

"我是谁并不重要，你们知道如何战胜莫测了，愿你们成功！不过你们的胜算似乎很低！"面纱人说完，突然消失了，如同来的时候一样神秘。

"下面我们该怎么办？"毛毛问。

"刚才那个神秘的人，当然也不知道究竟是不是人，告诉咱们办法了，就是用理智控制情绪。"田小七说。

"用理智？我可是一个感情丰富的人，怎么用理智控制情绪？"毛毛反问。

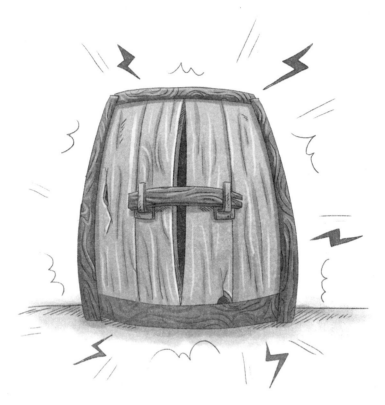

"我好像也做不到。"林夏夏低下头。

小茯苓想说什么，突然，古宅的大门被什么撞得砰砰乱响，好像马上就要裂开。

"是不是莫测追来了？"小茯苓想到这里，顿觉一阵抑制不住的心跳加速。

控制力大战

田小七走到墙角，找了一遍，忽然发现"一团草"在颤抖。于是走向前，把喜娃和恐娃从草丛中拽出来，"快出来，你说门外是不是莫测？"平时总是一张笑脸的喜娃早已吓得瑟瑟发抖，缩成一团，"听……听动静，应……应该，应该是。"喜娃和恐娃连声音都透着恐慌。

"应该是莫测追来了，咱们怎么办？"田小七问大家。

"与其被动，不如主动出击，但是谁出去迎战？咱们先分析一下吧，既然莫测会反作术，这两个会法术的娃娃，就别出去了，出去也没用。"小茯苓指了指喜娃和恐娃。

他们赶紧点点头，说："就是就是！没用没用！"

"莫测还会利用我们的情绪，所以我们需要比较理智的人出去迎战。"小茯苓继续说。"夏夏不行，她不能战胜自己心中的恐惧。"

林夏夏用力点点头。

"毛毛也不行。"小茯苓继续说。

"我为啥不行？我是多么理智的一个人！"毛毛不太服气，"难道你行？"

"刚才你还说自己感情丰富，缺乏理智。"林夏夏撇撇嘴。

"那你说谁行？"毛毛急于知道。

所有人的目光不约而同地聚焦到田小七身上，田小七连忙摆手，"我可不行，刚才我也被莫测那个怪物施了法术。"

"不，你比较合适。但是，小七，不是你的控制力特别强，而是比他们强。"灵儿抢着说。

"你的确比较合适！控制力比我们强。"毛毛赞同道。

"听说学霸的脑回路和别人不一样，应该控制力比我们强。"林夏夏点点头，落实了这个决议。

"你们都看到了，我刚才也……"田小七的话还没说完，古宅又开始晃动。

"你可以的！你比他们控制力都强！比他们都理智得多！咱们一起出去迎战。"灵儿说。

"我也跟你们一起出去。"小茯苓说。

"小茯苓，你就算了吧，你有心结。"毛毛酸溜溜地说，"小七，倒不是你有多么厉害，关键是比我们几个厉害。"

"我有啥心结!"小茯苓不服气。

"小茯苓,你先别出去了。让小七和灵儿出去探探路吧。小七,你确实是我们之中控制力最强的人了!"林夏夏说。

"好吧!既然你们都这样说,那我去试试!"一时间,田小七好像突然有了底气,一咬牙,打开大门,冲出了古宅。

"一起去!"灵儿飞到了田小七的肩膀上。

古宅外,浓雾散去,乌云密布,狂风大作,仿佛酝酿着一场暴风雨。

田小七走出门,猛然一阵大风刮来,他差点被风刮倒,向后趔趄了几步,肩头的灵儿死死拽住了田小七的衣领。

突然,风瞬间消失了,乌云聚集到一起,变成一团,生出一张长长的面孔,瘦脸,高颧骨,鹰钩鼻,一双眼睛深陷进去。

"这又是谁?不是莫测呀?"田小七低声对灵儿说。

"不好说,说不定是莫测变的呢。"灵儿皱着眉头说。

"你是谁?"田小七大声喊道。

"我是谁?难道你不认识我了?你们人类,头脑简单,只相信自己的眼睛。可很多时候,眼睛可能骗了你。"长面孔阴险地笑了,突然喷出一口浓雾,浓雾散去的时候,出现了一张熟悉的脸,铜铃眼,墨缸嘴,蒜头鼻,两个硕大的鼻孔呼呼地喷着雾气。

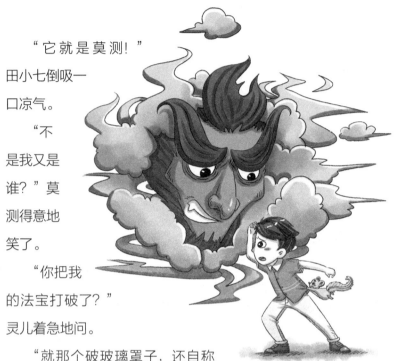

"它就是莫测!"田小七倒吸一口凉气。

"不是我又是谁?"莫测得意地笑了。

"你把我的法宝打破了?"灵儿着急地问。

"就那个破玻璃罩子,还自称法宝,怎么能困住我呢?早就变成一堆碎片了!"莫测不屑地摆摆手。

莫测看着田小七,诡笑着说:"小子,你太傻了!他们都不敢出来,却让你出来白白送死!你傻不傻呀!"

"是我自己要出来的!我想出来会会你这个大魔头!"田小七尽力让自己平静下来。

"看样子你挺聪明的,让我来测测你。答对了,我就放你走!答错了,可永远就回不去了!"莫测狞笑着说。

"我倒不聪明，不过就凭你的智商，难倒我也不容易！"田小七深吸一口气，努力让自己镇定下来，调侃着莫测。

"别吹牛了，来试试吧！"莫测吐出一口气，在空中化成一道数学题。

田小七乍一看，感觉这个题并不难，但不知道为什么，思路像是被困住了，不禁有些着急。

"想出来了吗？""你到底会不会？""还是学霸呢！""不会！不会！"莫测好像变成了很多个，环绕在田小七身边，话音不绝于耳。

田小七听了，越来越慌乱，豆大的汗珠顺着额头流了下来。

突然，一个清脆的声音在耳边响起："别管那个老妖怪！咱冷静！咱理智！"这个清脆的声音瞬间带来一阵清凉的感觉。

田小七突然想起自己的使命，努力让自己镇定下来，继续研究这道题。说也奇怪，田小七一冷静下来，这道题突然就变得非常简单了。

田小七很快就完成了。

莫测看到田小七竟然轻松地解出题，阴险一笑，口中又念了几声。

恍惚中，田小七感觉自己回到了熟悉的操场上，面对着一个巨大的人造岩石，正是他最怕的攀岩项目，体能老师大喝一声："田小七，该你了！"

田小七吓得一抖，眼前眩晕起来，那些凸起的石块好像张牙舞爪地冲他飞过来，仿佛要划破他的皮肤，插入他的身体。

田小七不敢动，体能老师又大喝一声，田小七额头的汗流下来，顿觉一阵眩晕。

这时，那个熟悉的清脆声音又响了起来，"小七，快跑！"

紧接着，一只毛茸茸的小爪子伸过来，拽起田小七就跑。

田小七清醒过来，竟然是灵儿拽着他。它小小的爪子中竟然蕴藏着无限的力量，带着田小七飞跑起来。

"这是哪里？"

"莫测正在挑战你，你很厉害，第一回合打败了莫测。"灵儿回答。

"那你为什么拉我走？"田小七不解地问。

"莫测要耍赖皮，所以不能再打下去了，我担心对你不利。"

"我感觉冷静下来，用理智控制情绪后，打败莫测并不难。还有，刚才思维混乱的时候，我听到一个声音提醒我，马上就清醒了，灵儿，是不是你？"

"你说呢？"灵儿咧开嘴笑了。

田小七张了张嘴，刚要回答，突然感觉跑不动了，他低头一看，直觉背部一阵寒意，只见莫测的双手变得很长，紧紧抓住了他的脚踝，不由得大喊："灵儿！快救我！"

莫测得意地大笑起来，它继续念着咒语。

田小七感觉自己被莫测往回拉，速度很快。田小七拼命挣扎着，但莫测的手却越抓越紧。

"灵儿！灵儿！你还在吗？"田小七突然想起来，低声问着。

"我在，别怕！冷静！冷静！"灵儿的声音传来，给田小七一丝安慰，"别挣扎了，其实莫测的手没有抓住你，是你自己在往回跑。"

"怎么可能？"田小七不相信，自己怎么可能往回跑，明明是莫测一直拽自己。

"真的，你别挣扎了，你越紧张，会被抓得越牢。"灵儿紧紧抓着田小七的肩膀，"别急，我在想办法。"

还没等灵儿想出办法，后方竟出现了一个巨大的洞穴，深不见底，好像一只怪兽张开血盆大口迎接田小七的到来。

神奇的救援

田小七感觉莫测的手突然松开了，他猝不及防，一下扑到地上。

"既然来了，就安心待着吧。"这时候，莫测的声音远远飘来，却看不到莫测在哪里。

田小七想爬起来，却感觉一张大网从天而降，将自己团团包围住，并且随着自己的挣扎，越捆越紧。

"你别挣扎了，你身上其实没有网。"灵儿仍旧在田小七的肩膀上，它小声提醒着田小七。

明明有一张大网网

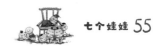

住了自己，灵儿难道看不见？它为何这样说？田小七奇怪极了。

"你们好好待着吧，等我把你们的朋友都抓来，一定让你们团聚！"莫测得意地笑着，消失在洞口。

"这是哪儿？灵儿。"田小七挣扎着。

"我猜这才是莫测的老巢。"灵儿环顾四周。

"我怎么感觉这个网越收越紧呀？"田小七感觉喘不动气了。

"别挣扎了，我告诉你了，你的身上真的没有网。"灵儿提醒田小七。

"那是什么困住了我？"田小七仍不相信。

"那可不是网，是你的心结。"一个声音传来。

"你是谁？"听到这个似曾相识的声音，田小七的汗流了下来。

"我是思娃，他们都叫我大王！"那个声音中透出一丝威严。

"是不是那个严肃的娃娃？"田小七想起来了。

灵儿的小爪子往空中一抓，变出一个火把。在火光的映照下，田小七看到一个熟悉的、小小的身影，严肃的面孔，紧锁的眉头。

"真的是你！"田小七失声喊了出来。

"是我，没想到在这里又见面了。"思娃无奈地说。

田小七借着火光，看到思娃被一个网兜吊在空中，旁边还有四个小网兜，每个网兜里都装着一个娃娃。

"你们怎么都在这里，是不是全被抓来了？"田小七吃了一惊。

"你既然都看到了，干吗明知故问。"思娃闷闷地说，"不对，还剩下喜娃和恐娃，是不是跟你们在一起？"

"哦，是的，他们很安全。"田小七感觉被越束越紧，他快要喘不动气了，"灵儿，咱们怎么办？"

"下面得靠你了！"灵儿说。

"靠我？我不会法术呀！"田小七耷拉下脑袋。

"小七学霸呀，你刚才已经明白怎么战胜莫测了！继续努力吧！"灵儿说，"你身上其实并没有网，你重新再用理智控制自己后，网就能消失。"

"灵儿，你总说没有网，可我明明看到有网，并且那几个小娃娃，也被网兜住了，这个你怎么解释？"田小七有些着急了。

"你相信我一次，好吗？你想想，刚才古宅里蒙面纱的人告诉我们，莫测是个什么样的怪物？它怎么对付我们？"灵儿的话好像一双轻柔的小手，正慢慢解开罩住田小七心头的网。

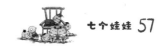

田小七觉得灵儿的话很有道理，便慢慢闭上眼睛，回归理智，努力让自己平静下来，不再做任何挣扎。

说也奇怪，田小七平静下来后，感觉罩住自己的网逐渐松开了，越来越松，后来竟然感觉不到了。

田小七睁开眼睛，身上竟然真的没有网，"网怎么凭空消失了？"

"我说过了，本来就没有网，网在你心里。"灵儿说完后，意味深长地补充了一句让人匪夷所思的话，"思则气结。"

"你说什么？"田小七追问。

但灵儿并没有回答，它飞到几个娃娃身边。

思娃大声喊："小老鼠，先把本大王放出来！"

灵儿眉头一皱，说："关了这么久，还是这么没礼貌！"说完，扭头就走。

思娃看到灵儿要走，顿时慌了神，"老鼠朋友，别走！我错了！"

"我再说一遍，我不是老鼠！你活该被关一辈子！"灵儿脸涨红了，瞪着思娃。

思娃吓坏了，带着一副哭腔说："这位小侠，我们冒犯您了！我们并不知道您是何方神圣？但求您帮我们逃离这里！"

灵儿听到这里，不再计较，转身回来，"我不是老鼠。最后给你们说一遍，其实关住你们的，是你们自己的法术！"

"小侠，你说的很对，就是我们自己的法术关住了我们自己。但问题是，我们该如何逃出来呢？"思娃问。

"你还问我，你这个笨蛋！"灵儿突然发怒，冲着思娃大叫起来。

思娃愣住了，不知道灵儿葫芦里卖的什么药。

"你身为君主，就这点本事！"灵儿继续大声训斥着，"你对得起谁？缩头缩脑，看你的样子，真丢人！"

"你！"思娃的眼睛瞪得圆圆的，似乎要喷出一股火焰。

"还有脸问我！我真瞧不起你！你这个窝囊废！"灵儿跳起来骂思娃。

思娃再也忍不住了，他攥紧了拳头，气势汹汹地朝灵儿走去。

突然，田小七大声喊："你身上的网不见了！"

思娃吃了一惊，他朝身上看去，果然困住自己的网消失得无影无踪了。

灵儿走到悲娃身边，只见悲娃低着头，眼泪长流。

"我给你说个事情！"灵儿俯下身子，将嘴巴凑到悲娃耳朵边，只见嘴巴动，不知道说了些什么。

　　悲娃听着听着，居然停止了哭泣，眼睛眨巴眨巴，问："真的？"

　　"真的！我不会骗你！"

　　"太好了！"悲娃跳起来，脸上还是一副悲伤相，但是眼泪却不见了。

　　"你，你，你！"思娃指着悲娃，有些结巴了。

　　"怎么啦！"悲娃下意识地看了自己一眼，这一眼把自己惊呆了，原来自己身上的网不知道什么时候也不见了。

　　"我来继续！"灵儿飞到其他娃娃身边，如法炮制，依次解开了娃娃身上的网。

　　"这是怎么回事？你怎么做到的？"田小七看呆了。

　　"你跟他们说了什么？"思娃也想刨根问底。

　　"这是以其人之道还治其人之身！"灵儿笑了，"你们别研究了，

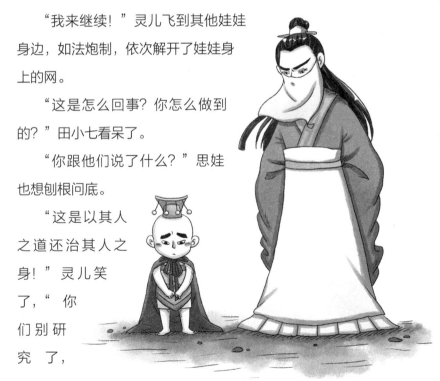

快跑吧，等莫测回来咱们就跑不了了！"

　　一伙人一起跑回古宅，田小七跟着灵儿一起撞开古宅大门，几个娃娃也跟着跑进来，灵儿快速关上古宅的门。

　　"你们怎么认识这里？"进入古宅之后，思娃没有一丝放松，反而有些惊慌失措。

　　"难道你认识这里？"田小七反问。

　　"我，我……"思娃犹豫着。

　　"你就明明白白地告诉他们，你和我什么关系！你是什么人！"随着一声断喝，面纱人翩然而至。

　　思娃看到面纱人，瞬间竟失去了往日的威严，变成一个局促不安的小孩，好像一个闯了祸、担心被大人惩罚的小孩。

　　"他们究竟是什么关系呢？为何这个小霸王这么怕面纱人？难道这个面纱人真的是他们家大人？"田小七疑惑地盯着思娃。

奇怪的关系

"你小子长本事了！"面纱人看到了思娃,似乎很气愤,"这一跑有多少年了？这么久不来看我！大概把我忘到九霄云外了吧！"

"时间不太长,也就是九十多年……没,没有！我真没有把您忘记！我怎么敢？"在面纱人跟前,思娃低下头,不敢对视面纱人。

"这个小娃娃说九十多年了,也就是他的岁数肯定超过九十多岁。真吓人,合着咱们得叫他爷爷！"毛毛悄声和小茯苓说。

小茯苓也惊呆了,她也没想到这个娃娃居然有这么大的年纪。

"还狡辩,自从上次没有听我的话之后,就再也没有回来过！"面纱人停了一下,"看来是我家法不严、管理不当呀！"

"您也认识到自己的错误了，赶紧补救吧！好好揍他们一顿！"毛毛想起自己被娃娃们捉弄过，不由地气不打一处来。

思娃腿一软，竟然给面纱人跪下了，带着哭腔，头往地上一捣一捣，如小鸡啄米一般。几个娃娃看到大王跪下了，也都跟着跪下来，不敢多说一句话。

"你们到底啥关系呀？"毛毛唯恐天下不乱，他又想添把"火"，冲着思娃问道："你不是挺牛吗？干吗这么怕他？他又不是人！"

"他是，他是……"思娃头上冒汗，话也说不利索了。

"这位大侠，有话好好说！"小茯苓虽不喜欢思娃，但看到他吓成这样，不免生出一丝怜悯。

"我们之间的事情，与你们何干！赶紧给我让开，否则我连你们一起收拾了！"面纱人一记眼光甩过来，令人不寒而栗。

"让他们打架吧！咱们赶紧走！"毛毛看到这里，也不想火上浇油了，只想赶紧离开这个是非之地，他拽着小茯苓就要走。

"您别着急！他们怎么得罪您了！让我们听一听，让他们受惩罚也得受的明白呀！"小茯苓可不希望娃娃们被面纱人带走，尤其是愁娃，她很想问问愁娃自己爸爸的下落。

"我说过了！不关你们的事情！既然你们想掺和进来，那就别怪我不客气了！"面纱人冷冷地说。

"你别着急呀！他们只是想评评理！理智分析一下嘛！"灵儿飞到小茯苓肩膀上。

"哼！评理！理智分析！人类就从没有过理智！"面纱人很不屑地说。

"都不了解一下就直接下结论呀！这样的话，就太不理智了！"灵儿的话柔柔的，却叫人无法辩驳。

"好吧！那咱们就明白一回。"面纱人转过头对思娃说："你别磕头了，说说吧。"

思娃很听话，赶紧停下了磕头，犹豫着说："我知道是我错了！"

"别废话！快说！"面纱人冷冷地打断了思娃的道歉。

"我原来是智者的手下！"

"谁是智者？"

"就是他！"思娃用小手指了指面纱人，但是赶紧收了回来。

"你是智者，怎么看不出来？"毛毛想调侃一下，但被田小七拽住了，他看了看冷若冰霜的智者，话又生生地咽了回去。

"我很贪玩，不听智者的话，所以……"思娃说不下去了。

"怎么不说了呢？说说你们干的好事！"智者虽然生气，但是从表情上却看不出来，只感觉冷冷的。

"我原来是智者的香童，厌倦了枯燥的日子，有一天偷偷跑出了古宅，找了六个志同道合的小兄弟，修建了一座小行宫，自立为王。没想到，因为一次滥用法术，意外唤醒了莫测这个大妖怪。"思娃慢慢地说着，头一直低着，不敢抬起来。

"你说说看，自从你偷跑出去，招惹了莫测这个妖怪，给我带来了多少麻烦？不但如此，我的慧儿还受到连累，被莫测抓走，至今生死未卜！"智者继续冷冷地说道。

"我知道错了！我也想救慧儿，可我们都打不过莫测！"思娃带着哭腔说。

"如果不是你擅自离开、滥用法术，莫测就不可能被唤醒！也不会抓走慧儿！"智者一甩袖子。

"他们做得不对，但你做得也不对！"毛毛听不太明白，但仍然插了一嘴。

"为何？"智者不解。

"你为啥不去救那个叫慧儿的，站在这里训他们有什么用？"毛毛的话让智者一怔。

"对呀！大侠，你训他们，惩罚他们都可以，但是现在最重要的是，先把人救出来！"小茯苓也支持毛毛。

"我早说过，你们不要管闲事！"智者冷冷地说。

"还说人类没理智呢？我看你也不太有理智！"毛毛开启嘲讽模式。

"你！"智者一怔，不知道说什么好。

"大侠，他说的不好听，您别见怪！但当前最重要的是团结起来，才能打败莫测，把慧儿救回来，把莫测重新关起来。"小茯苓提议道。

"他肯定不会怪我们多管闲事，他肯定会去救慧儿！"田小七悄悄跟小茯苓说。

"你怎么知道的？"小茯苓问。

"我先去救慧儿，回来再收拾你们这些臭小子！"智者说完，飘然而出，几个娃娃低着头，赶紧跟在后面。

"你怎么知道他会去救慧儿？"小茯苓问。

"因为他的名字叫智者，智者在遇到事情的时候，不会感情用事，总是冷静地思考。"田小七笑了，"走吧，咱们也去看看！能否帮上忙！"

莫测的法术

智者走得很快，没见到他脚动，但却快速前进，大家只得小跑跟着。

小茯苓瞅机会跑到愁娃旁边，问："愁娃，你是不是见过我爸爸！"

"你爸爸是谁？"愁娃气喘吁吁地跑着，一脸不解。

"他们说你见过我爸爸，我爸爸也在找我们几个。我爸爸戴着眼镜，瘦瘦高高的。"

"哦！我知道了，你说的是不是我见到的那个奇怪的人？"愁娃回忆起来了，他打量了一下小茯苓，说："有一次，我碰到一个人，怪怪的，脸上有个铁架子。他说女儿找不到了，问我见过没有，我说没见过。这么回想起来，他口中描述的女儿，和你真有几分像呀！"

"真的？那他离开这里了吗？他又去了哪里？"小茯苓着

急地追问。

"我是在……"愁娃的话还没有说完，突然直直地望着前方，脸上露出了一种恐惧的表情。

小茯苓顺着看过去，一团乌云出现了，这团乌云翻滚着、咆哮着，小茯苓惊呆了，"难道这是莫测来了？"

这团乌云化成了一张黑漆漆的脸，长眼睛、长鼻子、长嘴巴。

"这又是谁？"毛毛问田小七。

"八成还是莫测，它就喜欢变来变去。"田小七回答。

果不其然，这张脸又变换了一个面孔，铜铃眼、墨缸嘴、蒜头鼻，正是莫测，它冲着智者狞笑，"这次他们逃出去，把您老人家请出来了？这才是要一网打尽的节奏呀！"

智者厉声呵斥："快把慧儿放出来，我心情好了，说不定可饶你一命！"

"你别说大话了，你能打败我吗？真是自不量力！"莫测狂笑着。

"老规矩，我让你！快出招吧！"智者催促着。

莫测眼中闪过诡秘的光芒，"我才不会上你的当，你先出手！"

"他们这是让个啥呢？"毛毛奇怪地问。

"你忘记了，莫测善于干啥？"田小七提醒毛毛，"它最善于反作术，就是以其人之道还治其人之身！所以智者不能先出手呀！"

"哦！对了！"毛毛想起来。

"老规矩不能改，还是你先出手！"智者不动。

莫测和智者面面相对，谁也不肯先动手。一个时辰过去了，两个人好像变成了两座雕塑，相互对视着，一动不动。

"这样僵持下去，耽误咱们吃饭了！我去会会莫测。"毛毛按捺不住，跑到莫测前面，冲着莫测大喊一声："莫测老儿，我来会会你！"

莫测听到，斜着眼睛看过去，看到毛毛，不由轻蔑一笑，"你又来干什么？"

"你害怕了吧！不敢跟我打了吧！"毛毛大声喊着。

"我害怕你？就你这个手下败将！"莫测听到这里，停止了与智者的对峙，口中吐出一串咒语。

毛毛看到很多美食飘了过来，每一种美食都向毛毛挥着手，召唤着毛毛，毛毛看呆了，伸手去抓。

"别上当！"小茯苓看到毛毛灵魂出窍的样子，往空中伸出手，赶紧大喊一声，提醒毛毛，"假的！全部都是假的！"

"啊！不会吧！这么逼真呢！我就吃一块，不多吃。"毛毛饿极了，他摸了摸肚子，看见一大块烤肉，应该是浸满了蜜汁，然后用小火烤出来的，散发着香气，冲着自己的嘴巴飞了过来，毛毛美滋滋地去迎接这块烤肉。

然而，在大家的眼中，却是另外一番恐怖的景象：一块尖利的石子冲毛毛飞来，毛毛却不躲不闪，迎着石块，一副享受的表情。

"毛毛，那不是吃的，快闪开！"小茯苓大喊道。

"毛毛，快躲开呀！"林夏夏急哭了。

田小七扑上去，一把推开了毛毛，石子没有击中毛毛，直击地面，竟然打出一个洞。

在毛毛眼里，却是那块美味的烤肉重重地摔到了地上，毛毛顿时急了："你干吗呀！这么大的一块烤肉！"

"你看你的烤肉！"田小七指着地面说。

毛毛直愣愣地看着地面被石头打出的洞。

"你的烤肉可真够硬的，亏了小七，要不然这个洞就在你脸上了。"小茯苓心有余悸。

"难道我又中计了？"毛毛耷拉下脑袋。

"还是让我来会会这个莫测吧！"小茯苓一下跑到莫测面前。

莫测一愣，稍后大笑起来，"又换了一个？竟然还是我的手下败将！"随后又开始口吐咒语。

小茯苓看到爸爸冲着自己跑过来，心怦怦地跳起来，兴奋极了，要跑过去迎接爸爸。

田小七看到小茯苓的眼神变了，心想坏了，赶紧提醒："小茯苓，无论你看到什么！记得都是假的！都是幻想！镇定！镇定！"

小茯苓猛地回过神，"对！都是假的！"暗自提醒自己，慢慢地，小茯苓的心平静下来，眼前的爸爸竟然化成了一缕烟，飘散了。

"这个小姑娘，这次竟然长了记性！"莫测一愣，但很快又恢复了平静。

紧接着，小茯苓感觉自己掉入了一个漩涡，她拼命挣扎着，但是没有用，就这么一直往下坠落着，突然，小茯苓掉到了一个悬崖的边上，她看到一个人，高高的个子，戴着眼镜，是爸爸！

小茯苓大声喊着爸爸，但是爸爸仿佛并没有听到，他只是

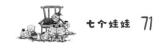

往前走着，离悬崖边越来越近，突然，爸爸跳下了悬崖！

"爸爸！爸爸！"小茯苓跪倒在地上，呜呜地哭了。

这时候，妈妈也出现在悬崖边上，小茯苓看到，急忙跑过去，但却离妈妈越来越远，妈妈竟然也走到悬崖边，小茯苓的心立刻提了起来。

她使劲喊着妈妈！但妈妈好像也听不到，突然，她纵身一跳，也跳下了悬崖。

小茯苓见状，号啕大哭。

见小茯苓陷入了悲伤，田小七知道她也中了莫测的法术，他连声喊着小茯苓的名字，但这次小茯苓只是哭，没有任何反应。

灵儿见状，立刻使出全身力气，扭了一把小茯苓的脸，用力过大，竟将小茯苓的脸扭出一道红印记。

小茯苓猛地一激灵，悬崖消失了，她又回到了现实中。

"太好了，你们都回来了！吓死我了！"灵儿捂着胸口。

"我刚才的梦真可怕！"小茯苓心有余悸。

"不是梦，是幻想，这还是莫测的法术。"灵儿说。

"你到底会什么？为什么不出手？想害死我们呀！"毛毛着急地问智者。

智者不说话，只是盯着莫测。

　　莫测见法术没有发挥作用，一个转身，变成一团乌云，迅速地飘走了。

　　"它去了哪里？"

　　"我知道！"智者说完，化成了一片白云，紧跟上了乌云。

失控的情绪

"都跑了？"毛毛愣住了。

"不是都跑了。严格地说，是都飘走了！"田小七纠正道。

"不管是跑了还是飘走了！那咱们怎么办？"毛毛问。

"咱们得想办法追上去。"小茯苓说。

"你说得容易，咱们是两条腿，那两位大仙可不是什么腿！连翅膀都不用，直接飞走了！咋追？"毛毛撇撇嘴。

"要不咱们回去等着？"林夏夏小声问小茯苓。

"不行！咱们说好了和智者一起打莫测，就不能独自撤走。"小茯苓不同意。

"对！做人得讲义气！"毛毛也不同意。"不过……咱认识路吗？"

"我认识路，我带你们去！"灵儿说。

"你怎么这么聪明，居然还记得路？"毛毛问。

灵儿回头一笑，却什么也没有说。

"这个莫测真厉害，制造的幻象和真得一样！"走在路上，毛毛回想起刚才的场景，呬摸一下嘴巴，"我从没想到过，这辈子竟差点被'烤肉'给砸死！"

"是的，我也领教到它的本事了！"田小七低下头，"我刚才也差点被它制造的幻想给吓死了！"

"学霸还会被它控制？学霸也有害怕的事情？"毛毛伸长了脖子，凑过去，神秘兮兮地问。

"是的，我也有害怕的事情。"田小七犹豫了一下，"我其实很害怕失败，因为妈妈说我只能成功，不能失败。"

"为什么？"小茯苓不理解，"我爸爸说只要是人，就有可能做错事，就有可能失败。"

"可我妈妈接受不了我的失败，我特别害怕挑战没有做过的事情。所以为了避免失败，我总是很努力，下功夫提前学习一切知识。"田小七说得很艰难，但说出来之后，他感觉轻松多了。

"但是，我也有做不到的事情。我特别害怕攀岩项目，其实我提前去练习过，但总是不成功，我想自己大概是没有运动天赋吧。可是我妈妈不相信，她要求我必须成功、不能失败。所以刚才看到那个岩石，我很害怕！还有体能老师，他一冲我大喊大叫，我就感觉特别乱，心怦怦地跳，我失败了，我不行！"

"你没有失败！最后是你战胜了自己的内心，从网中出来了。"

田小七低头一看，原来是思娃。

"虽然我不愿意承认，不过，幸亏你和这只……呃，这位小侠。是你们救了我们，你很勇敢。"思娃正色说。

"谢谢你的鼓励！"田小七感激地说。

"刚才我们跟莫测战斗的时候，你们这些娃娃躲到了哪里去了？"毛毛伸过头，瞪着眼睛问。

听毛毛叫自己"娃娃"，思娃神情有些不悦。

"大王，这些小孩没有礼数，但是人不坏！""快！你们快叫大王！大王会饶恕你们的！"喜娃不知道从什么地方跑出来，脸上堆着笑，赶紧去拉毛毛跪拜。

毛毛当然是不会给一个娃娃跪拜的，他甩开喜娃的手。

"我知道，你们是好人，是你们救了我们。"思娃说，"还有这只小老鼠，呃，这个小可爱，这位小侠，好像会很多法术。"

"小娃娃！你给我记住了，我可不是什么老鼠！也不是什么小可爱！"灵儿冷不丁被触到了痛处，大声喊出来。

"我也不是小娃娃！我名字叫思娃，他们都叫我大王呢！"思娃被当众叫作小娃娃，顿时感觉失了面子，也喊了出来。

　　"你别惹急了他，他可不好惹。"毛毛想起思娃的法术，悄悄提醒灵儿。

　　"我也不好惹！别说一群乳臭未干的小娃娃了！就是莫测，我也不怕！"灵儿才不怕。

　　"你！你就是老鼠！长得鼠头鼠尾！我说你是，你就是！"思娃见手下都看着自己，有些下不来台。

　　"大王，大王，您别生气！您老人家消消气！"喜娃赶紧跑过来，小心劝说着，"话说要不是他们几个，哪能这么快就把您老人家营救出来呀，是吧？"

　　"老人家？哈哈！"灵儿听见，忍不住大笑着，滚落在地上，四爪朝天，笑得浑身都颤抖了起来，"就这个胖乎乎的小娃娃，

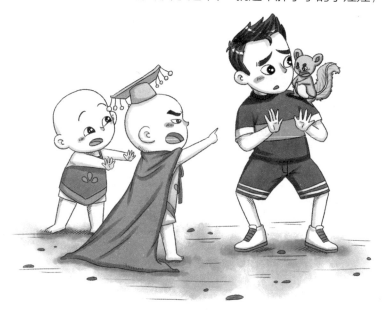

居然被称为老人家！老人家！"

"灵儿，他真的挺老的。"毛毛提醒灵儿。

"老？我比他老多了，你们知道我多大岁数了吗？在我眼里，他就是个小娃娃！"灵儿不服气。

思娃的火被完全点燃了，他怒气冲冲地看着灵儿，然后突然开始口中念念有词。喜娃一看不好，赶紧劝思娃，但思娃并不理他。

然而，思娃的法术似乎对灵儿不起作用，灵儿仍旧大笑着。

"你这只老鼠怎么回事，居然对我的法术没有反应？"思娃说，"难道我的法术减弱了？"

思娃感到很奇怪，难道自己的法术失效了？他转而对着田小七开始念念有词，却见田小七眉头开始紧皱，他捂住胸口，说："这里真憋闷！"

"别念了！你怎么恩将仇报呢！"小茯苓见状，着急了，猛地推了一把思娃。

思娃愣了一下，口中的咒语也停了下来，田小七长舒了一口气，说："刚才真憋闷，这会儿感觉畅快了！"

"你推我干什么？"思娃嚷道。

"你虽然是个娃娃，但也得明白道理吧！田小七救了你，你却恩将仇报。"小茯苓气得脸上红扑扑的。

思娃也感觉自己做的不妥当，但为了面子，却不好意思道歉。

"别闹了！咱们到底要去干吗？"冷不丁，田小七大声喊了一声。

"寻找莫测，打败莫测，救回慧儿！"小茯苓不明白田小七为什么问这个问题。

"那为什么不动身去找莫测，要在这里自相残杀呢？"田小七又问。

"因为我们都没控制住情绪！"灵儿突然说。

"是的，没有控制住情绪的后果有多可怕！我们都差点打起来了！"小茯苓有些后怕。

"控制不住情绪，还会有更可怕的后果呢！"灵儿幽幽地说。

"什么后果？"小茯苓问。

"时间长了，会影响自己的身体，造成无法挽回的后果！以后你们就知道了！"灵儿的话让人不寒而栗。

可怕的情绪

走在路上，田小七实在忍不住了，他满肚子的问题。

"灵儿，正常人谁没有情绪？怎么会影响身体呢？"田小七决定问个究竟。

"刚才思娃用法术影响你的时候，还有你被抓起来的时候，你有什么感觉？"灵儿不回答这个问题，却反问田小七。

"我感觉这里不通畅。"田小七捂着胸口回忆说，"还有好像有张网，罩住了我。"

"是的，这就是思则气结。"灵儿说，"当你思虑过度的时候，就会感到胸闷，不愿吃饭，好像身上的气机都不通畅了。"

思则气结

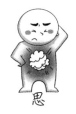

思则气结，指的是过度的思虑，会导致气机不畅，出现脾运化失常的表现，包括胸闷、腹部有阻塞感、不愿吃饭、饮食减少、大便溏泄等症状。

思

"我也有过这种感觉，就是这个小娃娃对我施法术的时候！"毛毛突然想起来，指着思娃说。

"我妈妈也出现过这种情况，有一次爸爸执行任务，一连几天都没有消息，妈妈就一直不吃饭。我问妈妈怎么啦？妈妈说这里塞住了，吃不下饭。"林夏夏指着胸口说。

"你爸爸做什么工作？执行什么任务？"毛毛好奇地问。

"我爸爸是名警察，经常在外面执行任务，从不跟我们说做什么，只说有任务，妈妈就很担心他。妈妈担心爸爸，也担心我，从来不让我自己出去，她说害怕我们出事。"林夏夏想起妈妈，眼泪的闸门又打开了。

"怪不得林夏夏的妈妈这么担心她。"小茯苓突然明白了，不由一阵心酸，抱住了林夏夏。

"这就是因为过度的思虑，导致人体的气机不畅通。"灵儿说。

"可'气'又是什么东西？"田小七记得科学老师没有提过这个词。

"我听爸爸说，气能推动血液的运行，能推动津液的运行。

气

在中医理论中，气是构成人体、维持人体生命活动最基本的物质，可以维持人体的正常功能，比如气能推动血液的运行，能推动津液的运行。

如果气出现了问题，可以造成各种疾病，比如可以造成瘀血，或是津液堆积产生湿邪，还可能会有痰邪。"小茯苓说了一大堆让人似懂非懂的话。

"痰邪！我知道！我知道！我们遇到过，那个很可怕的家伙！"毛毛终于听懂了一个词，想起了以往的遭遇，仍后怕不已。

"对了，我如果长时间坐着学习，身体就会很不舒服，这是不是气不通畅的原因？但我站起来，活动一下四肢，走一段路，身体就舒服了。"田小七想起了什么，"这是不是因为气通畅了？"

"说得很对，久坐会使气机不通畅，活动之后气机就通畅了。所以我们一定不要久坐，而是要适当增加锻炼。"灵儿说。

"别讨论了，回答一下我的问题。刚才我看到美食的时候，特别开心，但是笑着笑着，怎么就感觉魂不守舍，好像控制不住自己了。"毛毛开始抢着问问题了。

"这个叫喜则气缓，指的是过度开心导致心气涣散、神不守舍。"灵儿的话也让人似懂非懂。

喜则气缓

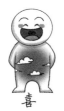

喜则气缓，过度喜悦会使人心气涣散、神不守舍、精神浮荡、气机弛缓，轻者表现为身体疲劳、精力不集中，重者则失神癫狂。比如，人大笑之后就会感到乏力，范进中了举人之后喜极而疯。

喜

"开心还不行？笑还对身体不好？"毛毛听了很诧异。

"凡事都不能过度的。"灵儿深沉地说。

"灵儿，刚才莫测让我产生幻觉的时候，我看到爸爸妈妈跳下了悬崖，我顿时感觉意志消沉，浑身一点力气也没有，差点就要站不住，瘫倒在地上。"小茯苓回忆着自己的感觉。

"是的，这叫悲则气消，指的是过度悲忧，导致出现身上乏力、不愿说话、没有力气、精神萎靡的现象。"灵儿说。

"哦！我知道了，是不是过度悲伤消耗了气，所以没有力气了？"小茯苓有所感悟。

"对，我奶奶很疼爱我，她去世的时候，我感到非常难过，什么也不想干，只想躺在那里哭。"刚止住眼泪的林夏夏想起那个场景，眼睛又红了起来。

"那害怕呢？"小茯苓不愿让林夏夏难过，赶紧岔开话题。

"对，恐惧呢？"小茯苓的问题成功地吸引了林夏夏，她急切地想知道经常困扰自己的恐惧会造成什么后果。

"别急，听我慢慢说。恐则气下，气逆下行，推动液体往下走，

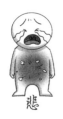

悲则气消

　　悲则气消，指过度悲忧，从而导致肺气耗伤或宣降失常，因此出现意志消沉、精神不振，感到胸闷、没有力气，并且不愿意说话。

能让人出现大小便失禁的情况，尤其是小便。"灵儿说。

"怪不得人们常说，吓得尿了裤子。"毛毛恍然大悟，又充满好奇地问林夏夏，"对了，夏夏，你是不是有这方面的经历？"

林夏夏狠狠地扭了一下毛毛的胳膊，毛毛大叫一声："不就是问个问题吗！至于下此狠手吗？"

"还有怒则气上，气的上行也会推动血的上行。你会感觉血往上冲，一般人在发怒的时候脸就会变红。"灵儿接着说。

"有道理！我每次拿成绩给妈妈看，她总是气红了脸，然后四处找鸡毛掸子。好像是打完了我，她就能好受点。"毛毛回忆起来，不由得点头称是。

"打你的确是一种良好的缓解方式，打完你之后，愤怒这种不良情绪对你妈妈的伤害就会减少。"灵儿赞同。

"对我的伤害却不小！"毛毛生气地说。

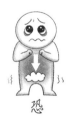

恐则气下

恐则气下，指过度恐惧导致气陷于下，严重时可能出现大小便失禁的情况。

怒则气上

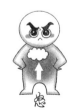

怒则气上，指大怒使肝气上逆，甚至血跟随着气一起上冲，主要表现为头胀、头痛、面红目赤等，严重时还可以使人突然昏倒，不省人事。

"我感觉伤害不大，反正你的皮挺厚的！"林夏夏笑了。

"还有，我被惊吓到的时候，心会砰砰乱跳，好像同时失去了思考的能力，思绪陷入错乱中。"林夏夏总结道。

"是的，这就叫惊则气乱。"灵儿点点头。

"对，真的很乱，上次课间李晓突然跳出来，就吓得我的心怦怦直跳，脑子一片混乱。"林夏夏一个劲地点头。

"情绪真的很重要，如果不能好好控制，对身体的影响真大呀！"灵儿的话让小伙伴们联想起了很多，小茯苓恍然大悟。

"灵儿，不良情绪怎么伤害身体？"田小七问。

"这个我知道！你没听说过吗，有的人给气死了！"毛毛插话说，但是不一会儿，又对自己的话产生了怀疑，"人真的能气死？我妈妈总说被我气死了！气死了！到现在也活得好好的。"

"人真的会被气死，在《三国演义》里，诸葛亮三气周瑜，周瑜就是被气死的。"小茯苓说。

"但这是什么道理？"田小七想不通。

惊则气乱

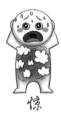

惊则气乱，指受惊后心神不安，气机逆乱，使人惊慌失措，无法思考问题，甚至能导致人精神错乱，变得疯疯癫癫。

惊

"不用着急，在接触莫测的过程中，你就会慢慢体会到不良情绪的严重后果。"灵儿虽然只是开个玩笑，但是听起来真可怕。

毛毛连忙摆手，"这个算了吧，我宁愿没有这种体会。"

"就算不遇到莫测，我们也会被不良情绪所伤害，除非自己控制住！你们能控制住吗？"灵儿问大家。

"可情绪真的不好控制！"田小七感叹道。

"你是学霸，控制情绪可比我们简单多了！"毛毛有些羡慕。

"你说的不对，我只是学习用心些，控制情绪可不行。"田小七表示不信。

"毛毛说的有道理，你比毛毛的控制力要强。"灵儿说。

"为什么？"灵儿的回答并不能让田小七信服。

"因为我们都用理智控制情绪，理智怎么来的？"灵儿问。

没人想过这个问题，都愣住了。

"理智是一个人用以认识、理解、思考和决断的能力，可这种能力来源于人类的学习和实践。"灵儿又吐出一句引人深思的话。

"灵儿，你说的这是外星球的话吗？"毛毛被弄糊涂了。

"灵儿，是不是可以这样理解，就是随着人类的学习和不断实践，用理智控制情绪的能力就会不断增强。"田小七又露出学霸本色。

"是的，可以这样理解！"灵儿点点头。

"灵儿，可你怎么什么都知道？"小茯苓问。

"白胡子爷爷告诉我的！"灵儿的大眼睛一闪一闪地说道。

"白胡子爷爷真棒！那他一定知道我爸爸的卜落了。对了，还有愁娃呢！他或许也知道我爸爸在哪里！"小茯苓突然想起来什么，她四处寻找愁娃，可惊奇地发现，愁娃竟然不在队伍里。

"愁娃呢？"小茯苓问思娃。

"刚才还跟着我呢，这一会怎么不见了，真奇怪！"思娃正听灵儿的解说，猛不丁被问起愁娃，这才发现，愁娃不见了。

"愁娃呢？"思娃回头问其他娃娃，可是没人回答。

愁娃明明刚刚还在，就这么一会儿的工夫，竟然消失得无影无踪了。

恐怖的面孔

"怎么会少一个呢？给我数数人头。"思娃命令喜娃。

喜娃不知道从哪里拿出一个小铜锣，敲了敲，大声喊道："集合了！集合了！赶紧集合了！"

不一会，喜娃急匆匆跑到思娃身边，"大王，除了愁娃，都在这里。"

"啊！谁知道愁娃去了哪里？"思娃问，但没人回答，却看到怒娃神情有些不自然，眼神故意躲开了自己。

"你一定知道愁娃在哪里！"思娃跑到怒娃身边，追问道。

"我，我……我也不知道。"怒娃回答道，但却不敢迎着思娃的眼神。

"你一定知道！快说，愁娃呢？"思娃生了气，揪住怒娃的小肚兜。

"我不知道！"怒娃脖子一梗。

小茯苓见状，连忙上前，"思大王，别逼问他了，咱们去找找愁娃。"

"愁娃会不会被莫测抓走了？"毛毛问。

"就在我们身边被抓走，这么悄无声息？我们都不知道？不会吧！"小茯苓表示不太相信。

"那你说，愁娃去了哪里？"毛毛问小茯苓。

"我也不知道，但我感觉他是自己走的，不是被抓走的。"愁娃确实消失得太奇怪了，小茯苓当然不知道愁娃去了哪里，她太想找到愁娃了。

"大家都别猜了，重要的是找到莫测。找到莫测，说不定就找到愁娃了。"思娃打断了大家的猜想。

"说得对，肯定与莫测有关系，我们先去找莫测那个老怪物。"毛毛提议。

"到了。"灵儿突然停到一块大草坪上。

"到了？莫测的老巢？这个老妖怪至少得住个洞吧，这里就是一块草地。"毛毛说。

"是的，我记得莫测确实住在一个洞里。"田小七回忆起自己被抓的过程。

突然，灵儿吱吱地叫了起来，冲着上空伸展开两只小胳膊，好像在呼唤什么。这时，令人惊奇的事情发生了，不远处，一

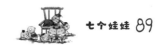

团雾气散开，竟然现出一个巨大的洞穴，深不见底。

"这是莫测的老巢！"田小七认出了这个洞。

"你叫出来的？"小茯苓惊讶地问。

"莫测用障眼法，让我们看不到它的老巢。我施出的法术，叫'去障眼法'。"灵儿笑了。

"那你怎么找到的？"思娃有些佩服灵儿了。

"我嗅到了它的味道，好臭！"灵儿吸了吸鼻子。

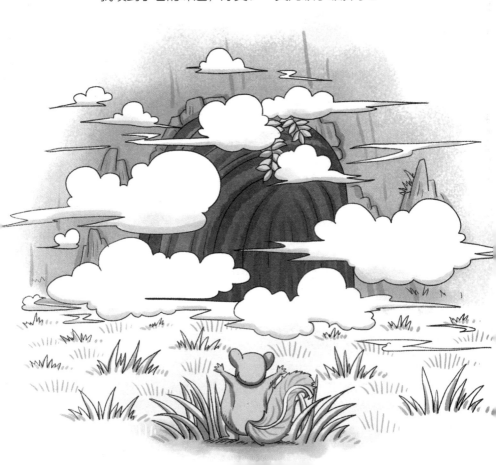

"你的嗅觉好灵敏，果然老……"思娃想说老鼠的嗅觉果然很灵敏，突然想起灵儿的忌讳，不敢再提"老鼠"两个字了。

"你说说你们，唉！怎么说你们好！和莫测是死对头，整天被它逮回来，居然连它的家都不认识！"毛毛冲着娃娃们喊了一阵，心情舒畅地向前走着。

"这个地方真诡异！大家一定小心点！"田小七提醒大家。

大家走进洞里，洞里竟然比洞口还要开阔。

田小七上一次被抓进来时没有仔细看洞里的情况，这次留心观察了一下。

这个洞足有几十米高，洞里处处布满钟乳石，灵儿变出火把，照亮了洞里。

小茯苓接过火把照了照洞的墙壁，突然失声大喊："啊！太可怕了！"

田小七赶紧看过去，这里的钟乳石竟然呈现出一张张面孔的样子，栩栩如生，有的笑着，有的悲伤着，有的发着怒，有的呈惊恐状，有的像是陷入了沉思。

"天呀！真可怕！这些面孔竟然像真人一般！"田小七心想幸亏上一次快速逃离这里了，没有看到这些面孔，要不就会被吓两次。

"什么叫像真人，这些就是真人！哈哈！"一个恐怖的声音横穿过来，随之一团乌云从远处飞来。

"莫测！""莫测！"这个恐怖的声音顿时激起了一阵阵尖叫。

"一会儿不见，就这么惦记我，哈哈！"这团乌云随之化成了莫测。

空中一片白云也紧随而来，化成一个戴面纱的人，是智者。

"你跑什么！还没开始打，就害怕我了？"智者的语气中充满不屑。

"我怎么会害怕你！我带你看看他们，以后就见不到了！"莫测大笑道，"但也不一定，你们全部化成我墙上的面孔之后，还可以遥遥相望！"

"什么意思？墙上的这些人都是你害的？"田小七问道，声音有些颤抖。

"当然都是我害的！哈哈！不过也可以说都是他们自己害的！"莫测得意地大笑起来。

"这些人都是被莫测害得失去了对情绪的控制，被莫测用咒语变成了墙上的面孔，所以你们一定要小心！"智者小声提醒大家。

"别废话了！出招吧！"莫测恶狠狠地盯着智者。

"老规矩，你先来！"智者还是不出招。

　　"不会吧，又来了！难道他们又要陷入一个死循环？"田小七无奈地说。

　　"这样可不行，我们得引莫测先出招！让智者占领先机！"小茯苓说。

　　"我感觉基本能控制自己的情绪了。这次我先去挑战一下莫测！"田小七跑过去。

　　"你可小心点！可别变成洞里的壁画！"毛毛赶紧提醒田小七，但田小七已经跑远了。

　　"他能行吗？"思娃怯怯地问。

　　"无论行不行，都得去试一试，我去助他一臂之力！"小茯苓跟着跑了过去。

　　"我也要去，人多力量大！"毛毛也跟着跑过去。

　　林夏夏看到这个场景，一咬牙，也硬着头皮跟上了他们。

　　"大王！大王！"几个娃娃喊着。

　　"你们别喊了，我又没聋！"思娃有些不耐烦。

　　"咱们是不是也应该过去帮他们一把！"喜娃小心翼翼地说。

　　"可莫测的本事，你们又不是不知道！"思娃迟疑了。

　　"可我觉得，咱们缺了点什么？"喜娃不敢直说。

　　"缺什么？"思娃没有领会喜娃的意思。

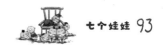

　　"我们怕莫测，但他们也怕！为啥他们敢过去挑战莫测，而我们只是远远地躲到一边？"喜娃的这个问题难住了思娃。

　　"算了，你们谁愿意过去打，站出来，报个名，我带着过去助战！"思娃不想在手下面前丢了面子，于是硬着头皮喊了一声，谁知让他意想不到的事情发生了。

险境环生

平日里很胆小的娃娃们，竟齐刷刷地站到了他的身边，都愿意跟他一起去挑战莫测。

"啊！你们不害怕？"思娃骑虎难下了。

"大王，他们救过我们，这次也是在帮我们，我们不能袖手旁观！"最胆小的恐娃小声说。

再说田小七站到了莫测与智者中间，他的身躯看起来那么渺小，但眼神中却没有一丝恐惧，"莫测，让我来会会你！"

"不自量力的臭小子，你想第一个成为墙上的面孔吗？你知道吗，这些人都是来挑战我的，结果他们都没能活着回去，带着他们的情绪变成了我墙上的一副副面孔。"莫测狞笑着问。

"这次，没准会是你变成墙上的一副面孔！"田小七反唇相讥。

莫测大笑了起来，它的鼻中喷出一股股浓雾，渐渐笼罩住大家，让大家的视线变得越来越模糊。

田小七则进入了一个熟悉的画面，他的面前又出现了那个让他头痛的攀登项目，体能老师依旧大声喊着让他赶紧爬上去。

这次，田小七暗自给自己打了打气，平静了一下，然后开始爬，奇怪的是，原来那个看起来那么危险的岩石，并没有想象中的艰难。田小七慢慢爬着，竟然发现了攀爬的规律，渐渐将高高的岩石、大喊的体能老师远远抛在身后。

爬着爬着，突然，一切都消失了，田小七重新回到了原地。

莫测见到这种场景，又惊又怒，它知道田小七竟然开始用理智控制自己的情绪，转而对小茯苓开始念新的咒语。

小茯苓又看到了爸爸，爸爸冲她笑着，伸过来手。小茯苓很想跟爸爸牵着手，但她知道这是幻想，提醒着自己"这是幻想！这是幻想！"然后闭上了眼睛，两行眼泪顺着面颊流了下来。

小茯苓再睁开眼睛的时候，果然一切都消失了。

莫测恶狠狠对着毛毛喷了一股浓雾，开始发功法术，毛毛看到了久违的美食，冲着他不断飘来。田小七看毛毛的表情有喜悦的变化，赶紧小声提醒道："假的！假的！毛毛小心！"毛毛突然想起来，自言自语道："都是假的！假的！"说着说着，美食竟然消失了。

　　毛毛眼睁睁地看着美食都消失了，有些后悔，不由脱口而出："啊！都消失了！早知道，少念一会儿，留下一点尝尝味道也行啊！"

　　莫测发了怒，说："我就不相信每个人都有理智！"它他愤怒地冲着林夏夏念起了咒语，林夏夏握紧了拳头，皱着眉头，一再提醒自己："别害怕！别害怕！只有自己情绪才能伤害自己！它伤害不了我！"

　　莫测看到自己的法术竟然对四个孩子全部失去了效力，不由得一惊，不过马上又恢复了常态，"哼！别得意，让你们尝尝我的七情弹！"

　　"七情弹？"田小七茫然地看着莫测，不懂这又是何物。

　　莫测低头念着咒语，双手中竟然化出七彩烟雾，烟雾逐渐聚拢，变成七个绚丽的彩球，分别刻着喜、怒、忧、思、悲、恐、惊。

　　"让开，这是七情弹！让我们来接！"思娃带着娃娃们已经赶到。

　　"说实话，这是自打咱们认识以来，我第一次佩服你！"毛毛不由得对思娃伸出大拇指。

　　"按照咱们的规矩来接，懂吗？"思娃有些得意，他用威严的目光扫视了一遍，所到之处，娃娃们无不点头。

　　"什么规矩？"毛毛好奇地问。

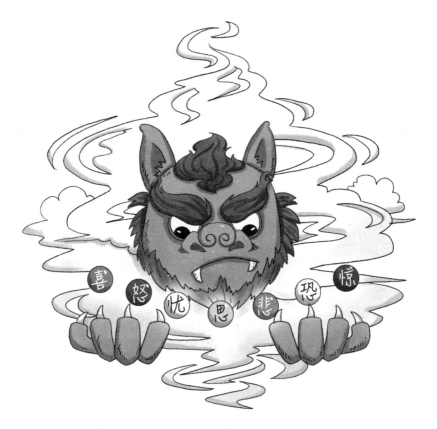

　　小茯苓他们一片茫然，娃娃们则早已排好作战队形，顾不得回答他们了。

　　莫测手中的彩球不断膨大，突然一个刻着"悲"字的彩球脱离开它的控制，直飞了过来。

　　"喜娃，你来接！"思娃大喝一声。

　　喜娃答应一声，径自飞身过去，口中念念有词，好像在说着什么咒语。

偌大的彩球直冲喜娃小小的身体，仿佛要将喜娃击得粉身碎骨。

就在彩球将要撞到喜娃的一刹那，喜娃口中的咒语仿佛产生了神奇的效果，彩球突然变了路线，急速返回，冲着莫测直飞了过去。

莫测大惊，急忙闪身，躲过彩球，彩球冲着墙面砸去，竟然砸出了一个大坑。

"这么厉害！"田小七话音未落，莫测已经怒火中烧，手中第二个刻着"恐"字的彩球又飞速而来。

"我来！"思娃一跃而起，口中念念有词，如法炮制，将这个彩球转变了方向，反袭莫测，莫测又一惊，闪身躲过。

莫测皱紧眉头，继续放出刻着"喜""思"字的彩球，但

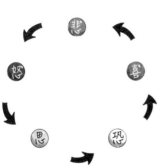

情绪生克

在中医理论中，情绪也有相生相克的道理。喜能克悲，悲能克怒，怒能克思，思能克恐，恐能克喜。也就是说，喜悦的情绪能够抑制悲伤的情绪，故喜娃能对付"悲"球；同样的，思娃、恐娃、怒娃能分别对付"恐"球、"喜"球和"怒"球。

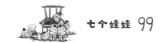

却被恐娃、怒娃一一用咒语打回。

莫测盛怒之际，同时抛出刻着"怒""忧""惊"的三个彩球，这三彩球竟然化作三股飓风，呼啸着飞了过来！

"大王！大王！怎么办？这次三个球，派谁去接？"喜娃问思娃，思娃也愣住了。

"你们退后，这次我来接！"智者跑过来，推开娃娃们，揭开面纱，准备迎战。

在揭开面纱的一刹那，光芒四射，大家都惊呆了！

莫测的法宝

令人惊讶的是，智者的面纱下，竟然藏着一张令人惊艳的面孔。

美丽的眼睛，柔美的轮廓，仿佛雕琢而成的鼻子和嘴巴，一切都显得那么完美。

"哇！好美呀！"小茯苓惊叹道。

"真的不是人！人没有这么美丽的！"田小七感叹说。

"好看是好看，但他究竟是男的还是女的？"毛毛问，但没人搭理他。

智者并不理会大家的惊叹，他闭上眼睛，冲着三个彩球伸出双手。那三个杀气腾腾的大彩球，遇到智者，竟然不断变小，逐渐化作三个可爱的小彩球，被智者收到手心中。

智者拿出一个药瓶子，把小彩球放入瓶中，嘴角露出一丝不易觉察的笑容，说："还有吗？瓶子好像还没装满。"

"看来，我今天得多费点力气了！让我瞧瞧你们究竟有多大的本事！"莫测看到法术再次失败，不由怒火中烧。

它突然双手合拢，犹抱琵琶在怀中。

"看样子这是要弹琵琶呢！"田小七猜道。

"它要干吗？难道它一生气就要弹琴？气急败坏地弹琴？"毛毛问。

"不知道，大概又要使出什么新法术了！"田小七觉得没这样简单。

"你们怎么了？"小茯苓发现身边几个娃娃突然失去了常态，慌作一团，不禁问道："你们为什么这么害怕？"

"赶紧逃命吧！莫测这是要使出大法宝了！逃慢了，我们都躲不过去的。"思娃有些惊慌失措。

"什么叫大法宝？"毛毛好奇地问。

"就是那个大琵琶！"思娃说着就要找地方溜走。

"大琵琶？别窜来窜去，快告诉我有什么可怕的？"毛毛一把抓住思娃。

"这可不是普通的琵琶，这是传说中的七情琵琶，据说能弹出七种不同的乐曲……"思娃神秘地说。

"不就是曲子吗？又不是没听过。"毛毛打断思娃的话，有些不屑。

"这可不是普通的乐曲，这是能要人命的乐曲！算了，跟你说你也不信，我可不能搭上我的命。"思娃使劲一挣脱，立刻消失得无影无踪，其他几个娃娃也一溜烟地跑了。

"不就是个琵琶吗？至于吗？"毛毛小声嘀咕着，心中却忐忑起来。

却见智者的眼睛越睁越大，死死盯着莫测，莫测手中竟然真的生出一个琵琶。

"快走！"智者侧头冲小茯苓他们大喊一声。

田小七犹豫了一下，说："小茯苓，你们快走，我陪着智者。"

小茯苓大声说："我不走！"

毛毛挠挠头，略有迟疑，继而大喊道："哥们儿我肯定不走，我倒要瞧瞧一个破琵琶有多可怕！"

林夏夏紧紧拉着小茯苓的手，小声说："我也不会走。"

一阵悠扬的琵琶声传来，打断了几个人的话，这琵琶声时而舒缓，时而急骤，时而清脆，时而婉转，又如高山流水，又如潺潺小溪，又如鸣翠山涧。

"原来琵琶曲这么好听！"毛毛惊呆了，他一向不喜欢音乐，却被今天的琵琶曲深深地吸引了。

小茯苓说不出话了，只觉得这像仙境神曲，想静静地听。

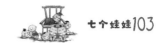

田小七从小就练古筝，深谙乐理，他细细品味着，心中感叹着，世间竟有如此高手，表达地如此酣畅淋漓，如此精彩纷呈，如此引人入胜。

突然，田小七听到曲调急转直下，立刻大叫一声："不好，大家小心！这曲子要变！"

夺命琵琶曲

说时迟、那时快，琵琶声突然反转，旋律突然急促起来，如泣如诉。恍惚间，小茯苓看到自己与爸爸分离的场景一次次重现，像播放电影一样，顿觉心被刀割一般，有一股难以名状的情绪涌上心头，仿佛被一片乌云笼罩，眼泪夺眶而出，顿觉浑身无力，踉踉跄跄，跌倒在地上。

田小七看到小茯苓突然倒地，猜想是琵琶声所致，急忙去扶小茯苓，"小茯苓，你怎么啦？怎么啦？"

却见小茯苓没有回答，只是摸着胸口，急促地喘气，一句话也说不出来。

"小茯苓，你别吓唬我！"林夏夏吓坏了，她用手去拉小茯苓，但是小茯苓却瘫坐在地上，软绵绵的，仿佛失去了全身的力气。

"坏了，小茯苓的手越来越凉了，这是不是很危险？"林

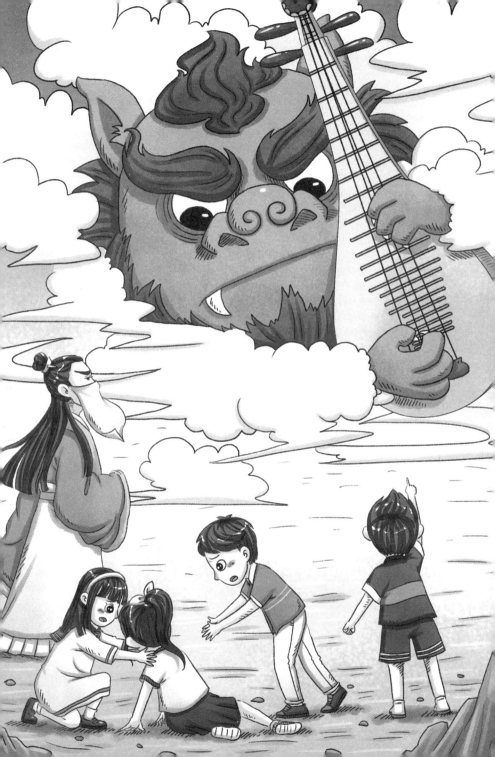

夏夏失声喊道。

"这是那个老妖怪弹琴导致的吧？"毛毛问。

"我感觉应该是。"田小七点点头。

"好！那我就不让它弹了！"毛毛咬着牙，挤出几个字。

"你怎么不让它弹？"林夏夏问。

"我给它砸了！"毛毛说完，急匆匆地向莫测跑过去。

"你等等！你用什么砸它的琴？你回来！"田小七感觉非常危险，急忙想拉住毛毛，无奈毛毛素有"飞毛腿"之称，早已快跑到莫测身边了。

"我让你弹！我给你砸了！你这个大坏蛋！"毛毛一边骂着，一边用手去抢莫测手中的琵琶。

莫测一惊，停止了弹奏。与此同时，小茯苓突然感觉笼罩在心头的乌云渐渐散开，身上竟慢慢有了些力气，手脚的温度也开始回升。

莫测看清来人是毛毛，顿觉十分恼怒，它一个闪身，毛毛扑了空，跌倒在地上。

莫测略有凝思，重新开始弹奏。

田小七一听这个旋律，大喊一声："毛毛小心！"

但是已经晚了，毛毛闻此乐曲，一时呆立在那里，顿觉一

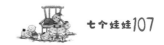

阵喜悦涌上心头，不禁大笑不止。

田小七看到毛毛这样，知道毛毛也被乐曲击中了，赶紧上去拉毛毛，毛毛却一把挣脱了田小七，像一只不受控制的"野兽"，忽而又大笑起来，双手捂住头，继而用手抓着胸口，仿佛要抓出什么东西。

田小七没有料到这乐曲有如此神力，不觉惊呆了，不知道如何是好。

不容得田小七多想，却见一阵飓风刮来，将田小七刮到了半空中，田小七使尽全身的力气喊了一声："小茯苓！夏夏！"但声音全部淹没在飓风中了。

莫测也没有想到会有一阵飓风突然袭来，它反身躲避了一会，等到风声消失了，转身一看，却发现面前早已空无一人。

不知道过了多久，田小七感觉有个冰冷的东西碰了碰自己，一阵寒流传遍全身，不由颤抖了一下，睁开眼睛一看，居然是智者俯下身，用手想唤醒田小七。

"别睡了！"智者说。

"天呀！你的手居然这么冷？为什么你的体温这么低？"田小七吃惊地问。

"我当然不像人类身上这么热！所以你们才会这么冲动！"智者冷笑了一声。

"你说什么呢！我刚才那不叫冲动，那叫情谊，你懂不懂？你这个冷血动物！"毛毛也醒过来了，突然听到这句话，气不打一处来。

"你们倒是一腔热血，结果差点成了壁画。"智者继续冷笑着说。

"我们不是为了你这个冷血动物才来的吗？不是为了救你那个什么慧儿？"毛毛又着急又伤心。

"哼！不需要！你们可以走了！你们留下，反而增加了我的负担。"智者冷冷地说。

"我！"毛毛听到这里，生气地爬起来，要上去与智者理论。

"智者，刚才的飓风是你变出来的吧？"田小七赶忙拦住毛毛。

"你说呢！"智者的话比身体还冷。

"你这是什么态度！对得起我们吗？"毛毛按捺不住了，想冲上前去与智者理论，却被一双软软的小手拉住了。

"你谁呀？干吗拉我！"毛毛转头一看，突然高兴起来，"你也被吹回来了？看来我军毫发未损呀！"

七个兄弟

灵儿点点头，说："还有他们几个。"

思娃冲毛毛打了个招呼，他身后依次探出几个小脑袋，一个笑着，一个怒着，一个哭着……

"你们都被刮回来了！"毛毛惊讶地说。

"你不能怪智者，是他救了咱们。"思娃一字一句地说。

"不就是刮一阵风吗？有什么了不起！"毛毛也觉得有道理，但却下不来台。

"你别怪他，智者就是这样，他一直很冷静。"思娃解释说，"正是因为他的冷静，所以每次莫测都伤害不了他。"

"你们这里叫冷静，在我们人类那里，这叫冷酷无情！"毛毛小声嘟囔着。

智者倒也不与他计较，只是矗立在那里，望着远处，思考着什么。

"其实，我们真的应该跟智者学！每次被莫测伤害，都是因为不够冷静、不够理智。"小茯苓想到了什么，叹了口气。

"对了，莫测刚才弹琵琶的时候，我后来怎么了？一点记忆都没有了。"毛毛想不起刚才的场景了。

"你当时的样子太可怕了。我们怎么没事？你究竟听到了什么？"林夏夏疑惑地问毛毛。

"我也不知道呢！听到那个曲子，自己好像被一种可怕的情绪控制住了，然后我的大脑一片空白。"毛毛抹了一把额头的汗。

"你刚才好像疯了一样！"林夏夏想起刚才的场景，仍旧后怕不已。

"我也是。"小茯苓也回想起来，"刚才我听到莫测的曲子，也感觉到一种可怕的情绪，就想一直哭，哭着哭着就没有力气了，感觉身子好像一摊烂泥。"

"我刚才给你们说，莫测的琵琶可怕，你们都不听我的，确实可怕吧？"思娃挺起胸膛，摆出一副事后诸葛亮的模样。

"不要马后炮了！"毛毛不耐烦地打断了思娃的话。

"思大王，但我很奇怪，为什么刚才只有毛毛和小茯苓中招了，而我和林夏夏没事呢？"田小七问。

田小七叫思娃"思大王"，这让他很受用，不觉打开了话匣子，"你们知道这个莫测利用什么害人吗？"

"这个灵儿告诉我们了，它利用情绪害人！"田小七说。

"说得对，你们体会到了？"思娃问。

"我们深刻体会到了，也听灵儿说了。"田小七笑了，"但是灵儿没说完，情绪到底对我们身体有哪些伤害呢？"

"那我从头说起吧。"听到这里，思娃倒不紧不慢起来。

"你说话的方式可真像我奶奶。"毛毛小声嘟囔。

"当你奶奶可不行，不过按照我们的年龄，当你爷爷倒可以！"思娃逗毛毛。

毛毛有些恼怒，但思娃的话也有道理，以人家的年纪确实足以做自己的爷爷了。

"你们知道，我们为啥是七个人，不是八个或六个吗？"思娃问。

"这我们怎么知道！"毛毛觉得这个问题很可笑。

"我们之所以是七个人，是因为在我们这个世界里，只有七个人，分别代表了七种情绪，你们人类具备的七种情绪。"

思娃说。

"哪七种？"

"喜、怒、忧、思、悲、恐、惊。这本来是人正常的七种情绪，可一旦失去控制，就能对人体造成无尽的伤害。"思娃缓缓道来，"虽然我们会用法术控制你的情绪，但只是让你感到不舒服而已，不会对你的身体造成伤害。"

"那叫不舒服？明明就是对我赤裸裸的伤害！"毛毛回想起自己第一次被思娃施法术的场景。

"与莫测比起来，我们的法术算不了什么，只是小巫见大巫。而莫测对情绪的控制，才是真正的伤害身体！你想象不到的伤害！"思娃的话令人毛骨悚然。

情绪的秘密

"莫测怎么伤害我们呢？"学霸田小七开始提问。

"我举个例子。比如这个叫小茯苓的姑娘。"思娃指着小茯苓，"小茯苓自从和爸爸失散后，一直处于悲伤的情绪中，所以她很容易被这种情绪伤害，刚才莫测利用琵琶曲将她悲伤的情绪激发出来，直接击中了小茯苓。"

"我刚开始怎么没事？为什么后来被击中了？"毛毛饶有兴趣地问。

"你没有悲伤的情绪根源，但你有喜悦的情绪根源。"思娃仔细打量了一番毛毛，"看看你的体型，是个见到美食就欣喜若狂的小胖子。"

"小胖子！小胖子！又说我是小胖子了！我已经很久没吃过饱饭了，看我现在多瘦！"毛毛抗议。

"他的意思是说，他以前更胖。"林夏夏笑了。

"你可别笑话我，你也有弱点，比如说你胆子小！"毛毛见林夏夏也笑话他，有些下不来台。

"所以莫测一眼看出了你的弱点，它用乐曲让你产生过度的喜悦，直到无法控制自己。"思娃分析说。

"而这个叫林夏夏的女孩子，有恐惧的情绪根源，容易被惊和恐两种不良情绪所伤害。"思娃继续说。

"是的，我妈妈从小就告诉我，这个世界很危险，什么事情都不让我去尝试。"林夏夏低下头。

"正是你妈妈告诉你这个世界很危险，对你进行了过度保护，使你遇到各种事情时特别容易害怕，所以容易受惊，感觉到不安和恐惧。"思娃说。

"我呢？我有不良情绪吗？"田小七问。

"你和我最有缘了，我是思大王，而你是思小七，你容易被思这种情绪控制着。"思娃笑了，"你是学霸，控制力比一般人都要强，但是你害怕失败，所以当你遇到问题的时候，你更容易产生过多的思虑担忧。"

"你说的这些我们都懂，不用再说了，你就说说这些不良情绪对我们的身体有什么伤害吧。"毛毛急不可耐地问。

"思大王，灵儿告诉我们怒则气上、喜则气缓、悲则气消、恐则气下、惊则气乱、思则气结，你能给我们说说，如果时间

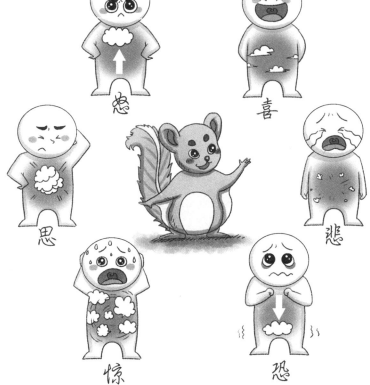

久了，这些不良情绪会对我们的身体造成什么伤害吗？"田小七不愧是学霸，一口气把灵儿的话背了出来。

"什么？什么？灵儿说过这么多内容吗？"毛毛问。

"这是灵儿告诉咱们的，你不记得了？"田小七笑了。

"我怎么一点印象也没有呢？真不公平，都是一个脑袋，为啥能装的东西不一样多呢！"毛毛为这种不公感到愤愤不平。

"我记得你以前每次上完课也经常这样说。因为留在你脑袋里的永远是红烧肉、糖醋排骨什么的吧？"林夏夏笑了。

"我来告诉你们，如果你们陷入这些不良情绪中，就会被莫测控制住，化成墙上的一张张面孔。"思娃严肃地说。

"我知道，我听爸爸说过，人如果长期处于不良情绪中，患严重疾病的概率要高于一般人。"小茯苓说。

"是的，我看过流行病学调查，确实是这样。"田小七的话总是让人听起来那么深奥。

田小七看到毛毛又出现了不解的神情，赶紧换了一种说法："我的意思是说有不良情绪的人确实容易生病，小茯苓说得对。"

"怪不得风邪最后警告我们，说它们六邪并不可怕，对咱们危害最大的是咱们自己！它说的应该就是这些不良情绪吧！"小茯苓恍然大悟。

"但我从未想到过，情绪对身体的伤害竟然这么大！这次亲身感受到了。"田小七叹了口气，"最可怜的是，莫测洞里墙上的那些面孔，失去了对情绪的控制，永远变成了墙上的面孔。"

"以后我再也不能有不良情绪了，我要立志做一个没有情绪的人、冷静的人。"毛毛开始立志。

"你？那不太可能吧！"小茯苓不信。

"完全不可能。"林夏夏加重了语气。

"你们戴有色眼镜看人。"毛毛气愤了。

"别说话,听人家继续说。"小茯苓几个人都围到思娃身边,留下一个气鼓鼓的毛毛。

"其实这七种情绪原本是正常的,人都有七情六欲,但只要别过度。过度之后才会对身体造成伤害,所以人需要控制自己过度的情绪,换一个角度考虑问题。"思娃说着,"比如小茯苓,你与爸爸失散了,爸爸不一定有事,他可能在某一个地方等着你,然后一起团聚回家。"

"对,我们遇到意外事情的时候,确实可以换一个角度考虑问题,避免不良情绪伤害自己的身体。"田小七点点头。

"我以往有什么事情,爸爸总能帮助我解决各种问题,在我心中,他是一个特别棒的爸爸!自从与爸爸失散之后,又悲伤又害怕,担心遇到解决不了的问题。"小茯苓低下头。

"但是你总要长大呀!不可能跟着爸爸一辈子。所以这次失散不见得是件坏事,也许是你成长道路上必须经历的。"田小七又做了一次学霸总结。

"我也慢慢明白了,就像你们刚才对我说的,我们生活中难免碰到一些不好的事情,需要换个角度去考虑问题,需要开导自己,消除不良情绪。"小茯苓点了点头。

"所以我不小心把莫测放出来，也不见得全是坏事，也有好的一面吧？"思娃小心翼翼地说，悄悄瞟了一眼智者，见智者仍在沉思，这才放心了。

"你还敢嘴硬！我的慧儿呢？"智者冷不丁地问思娃。

思娃不敢接这个问题，不再说话。

"我们刚才去了莫测的老巢，没有发现您的那个慧儿呢。他长什么模样？"小茯苓说。

"对呀，他是男的还是女的？你也没给我们说。"毛毛好奇地问。

"只有你们人类才分男女，我们可不分。他聪明、冷静、理智，和我一样。"智者好像第一次动了感情，眼眶里有眼泪要溢出。

"慧儿是智者的贴身侍者，要说长相，很像智者呢。"思娃补充道。

"你们说莫测会不会把慧儿关在一个难以发现的地方。"小茯苓若有所思。

"那究竟是哪里呢？"智者也陷入了思考，突然转过身来，说："我们一定要去莫测的老巢再探究竟！"

惊险挑战

这次莫测竟然没有使出障眼法，它的老巢直接呈现在大家面前。一个偌大的洞口，散着浓雾，看不到里面。

"大家一定要格外小心，这次莫测定有诡计。"灵儿飞到洞口，回头提醒大家。

"为什么？"毛毛问。

"你想想，莫测那么善变，那么诡计多端！如果这次没有用障眼法，必然酝酿着它的阴谋，在洞里等着咱们，它是请君入瓮！"田小七也想到了。

"那咱们进不进洞呢？"林夏夏问。

"得进去，不进去，怎么知道它有什么阴谋诡计！"小茯苓跃跃欲试。

"既来之，则安之！"田小七同意。

"不就是个破洞吗？还能有啥阴谋。"毛毛就要往里冲。

"等一下，你们人类总是这么冲动。"智者冷冷地制止了大家。

"如果再遇到莫测弹七情曲，你们怎么办？"智者的话让大家不寒而栗。

"我不听就行。"毛毛想出一个"办法"。

"你怎么不听？"小茯苓问。

"我戴上耳机听音乐！坏了，耳机落在咱们那个世界了。"毛毛有些懊恼。

"你说戴上什么？"智者不解地问，"戴上什么都不管用，重要的是内心不听。"

"又不是用心听，是用耳朵听吧？"毛毛也不理解了。

"是用心听！"小茯苓明白了。

"怎么会？你们欺负我是学渣吧！"毛毛嚷着。

"嘘！你听！"田小七捂住了毛毛的嘴巴。

好像一个非常熟悉的声音从远处传来，在不断召唤着他们。

"走吧！"智者领着大家慢慢地、慢慢地走入了这个充满浓雾的洞口。

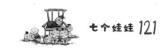

"你们终于来了！"一个熟悉的声音从浓雾中传来。

"这是谁？"小茯苓听到这个似曾相识的声音，但是一时想不起来是谁的声音了。

智者伸出手，往空中一拂，浓雾散去，空地上站着一个娃娃，满面愁容。

"愁娃！你在这里！"小茯苓格外高兴，赶紧跑到愁娃的身边，想问问爸爸的下落。

"不对！愁娃不应该在这里出现呀！"怒娃失声说出口。

"为什么不该在这里出现？你到底知道什么？"思娃不禁生疑，追问道。

"这个，这个，我也不知道……"怒娃的话还没说完，却听到智者冲小茯苓一声断喝："别过去！"

这话说得有些晚了，小茯苓身子突然一闪，好像掉入了一个深坑，消失得无影无踪了。

"小茯苓！"毛毛急得喊出声来，快跑过去，可是地面上什么也没有。

"小茯苓不见了！"毛毛着急地大声喊道。

"别急，我们仔细找找，小茯苓不会丢的！"田小七环顾四周，突然看到不远处有一个地方闪烁着亮光，他慢慢向那里走着，突然脚下一滑，失声喊了一声，也掉了进去。

"田小七！田小七！"毛毛见田小七也不见了踪影，更加着急。

"毛毛，你在哪里？我害怕！"眼看着两个人消失了，林夏夏又惊奇，又害怕。

"别怕，夏夏，我保护你！"毛毛着急地想跑到林夏夏身边，但是脚底一滑，掉入了一个深不见底的洞里。

"毛毛！毛毛！"林夏夏的眼泪还没落下来，脚下的地面突然消失，将林夏夏也瞬间吞噬了。

说也奇怪，几个孩子掉进去之后，地面迅速恢复了原貌，好像什么也没发生过。

"准是莫测搞的鬼！"灵儿无可奈何地飞来飞去。

思娃看呆了，他想跑过去，却被智者一把拉住："别去了，已经晚了，莫测要单独对付这几个孩子！"

"快想想办法！"思娃眉头皱得更紧了。

"没办法，只能相信他们能控制住自己的情绪！"智者无奈地说。

"夏夏！夏夏！"林夏夏昏昏沉沉中，听到一个声音在叫自己，睁开眼睛一看，小茯苓、田小七和毛毛都在身边看着自己。

"终于又见到你们了！"林夏夏哭了，她自己也不知道是因为害怕还是激动。

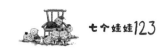

"这是哪里？"毛毛想看看周围有什么，但什么也看不到，因为四周都是浓雾。

"把咱们几个单独抓起来，我想这是莫测要特别对付咱们几个了。"田小七的话很有道理，也让人害怕。

突然，一束昏暗的光穿过浓雾，浓雾瞬间变淡了，大家看到浓雾中逐渐出现了一个身影，面孔清晰起来，是莫测！

莫测怀中抱着那个可怕的琵琶，狞笑着。

"坏了，它又抱着那个破琵琶了！真是害怕什么来什么！"毛毛叹了口气，"我居然又叹气了！这是我第几次叹气了？"

"不能怕，只能应对。"小茯苓顿了顿，"我们要控制好自己的情绪，别被坏情绪控制了！"

"说得对！"田小七抓住毛毛的手，"别害怕，你从来什么都不怕。"

"那是什么都没碰上的时候，这个时候！唉！只能这样想了！"毛毛无奈地给自己壮壮胆。

"我们四个人手拉着手，互相传递一些力量！"小茯苓提议。

四个小伙伴手拉着手，果真感觉有一股力量灌入了他们的胸膛。

莫测狞笑了一声，然后开始弹奏，可怕的琵琶声传来，小茯苓顿时感觉有一种悲伤的情绪冲入头脑，爸爸坠落悬崖的场景一次次重演，撞击着自己的心灵，小茯苓闭上了眼睛，身子

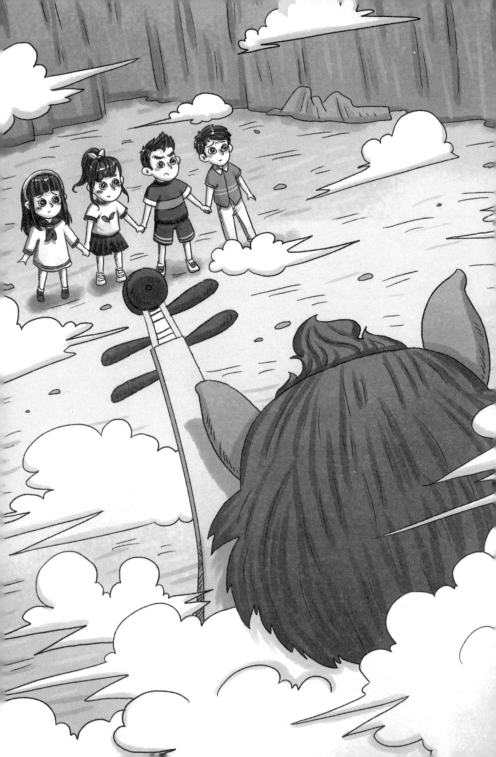

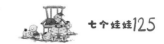

颤抖着，眼泪夺眶而出。

田小七感觉到小茯苓的变化，小声提醒道："小茯苓，记得控制自己！爸爸没有事，他在另一个世界等着咱们呢！"

田小七的话唤回了小茯苓，但琵琶曲却愈弹愈紧，如泣如诉，好像一种奇怪的情绪冲入了小茯苓的耳朵。

"小茯苓！小茯苓！"是爸爸的声音，真的是爸爸的声音！是幻觉吗？

控制力决战

小茯苓睁开眼睛，是爸爸！

小茯苓赶紧揉了揉眼睛，的确是爸爸。"是不是莫测搞的鬼？"小茯苓问自己，不敢相信看到的一切。

"小茯苓，我没有事，别担心！"爸爸温柔地说。

"爸爸，你为什么离开我，我想你！你在哪里？"小茯苓哭了。

"我在另一个世界等着你，等你来找我！"爸爸笑了。

"爸爸，你离开我之后，我可害怕了！"小茯苓哭着说。

"我的宝贝，爸爸虽然不在你身边，但能感觉到你越来越勇敢！爸爸为你自豪！我等着你克服这些困难之后，来找我！"爸爸的话是那么温柔，但却又是那么的有力量。

"爸爸，我不怕困难，我一定要找到您！"小茯苓擦了擦眼泪，她相信自己一定能找到爸爸。

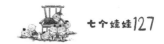

这时，却听琵琶曲曲调一变，林夏夏开始颤抖，好像看到了什么！

看到夏夏的表情变化了，小伙伴们明白莫测开始对付她了。

"别害怕，夏夏，你永远不会孤单，有我们几个保护你，我们一起帮你！"小茯苓恨不得把全身的力气都传给林夏夏。

田小七和毛毛也使尽全力攥紧了对方的手。

林夏夏的眼前出现了一只老虎，恶狠狠地盯着她，鼻孔呼呼直喘粗气，喷出一股腥臭之气。

老虎身子一伏，两只前爪在地上按了一按，继而冲夏夏猛扑了过来。林夏夏害怕极了，但是毛毛拉着夏夏往后侧一闪，动作飞快，躲过了老虎一扑。

老虎见没有扑到，恼羞成怒，反头一咬。小茯苓飞快地将手中的什么东西扔入了老虎口中，老虎一口咬住，立刻发出一声惨叫。

"你给它喂了什么？"毛毛好奇地问。

"好吃的药丸！"小茯苓笑了。

老虎咆哮着，耍起性来，翻身又扑过来。

说时迟、那时快，田小七甩出一根绳索，套住了老虎，老虎急忙挣扎，无奈越是挣扎，绳索束得越紧。不一会，老虎就没有了声息。

紧接着，毛毛的眼前却出现了新的景象："儿子，你终于回来了！"妈妈平时没怎么亲过毛毛，这次却把他抱在怀中。"儿子，这一桌子的菜都是你爱吃的！"

"儿子，爸爸送给你最新款的笔记本电脑，这样你就能好好玩最喜欢的游戏了！"爸爸喜悦的声音传来。

"毛毛！你真棒！你居然考了全班第一名！"老师也来凑热闹了。

"这个，不会吧！"连毛毛自己都不相信。

"毛毛，你真棒！"班主任刘老师打开了卷子，上面赫然写着毛毛的名字和一个鲜红的 100 分，红得那么耀眼。

"还有，毛毛，我认为你特别勇敢，我送给你宇宙无敌超能力！"智者居然也来送毛毛礼物。

"为什么好事情一起来了！哈哈哈哈！"毛毛高兴坏了。

一见到毛毛开始出现狂喜的样子，大家明白这是琵琶曲的作用。

"毛毛！都是假的！快醒醒！"田小七提醒着毛毛。

毛毛的眼前却出现了林夏夏，她耸了耸肩膀，不屑地说："毛毛，别做白日梦了！你妈妈不会对你这么温柔的！你爸爸也不会给你买新电脑，难道他会纵容你玩游戏吗？"

"为什么我一高兴，你就打击我，难道咱们上辈子有仇吗？林大小姐？"毛毛反问。

林夏夏不理毛毛，继续说：“至于 100 分，你这辈子是别想了，一分努力一分收获，你付出什么了？为啥会有收获？还有智者，他不会出现在你的梦里！更不会送你礼物！你真是痴心妄想！都是梦！快醒醒吧！醒醒吧！”

毛毛一激灵，睁开眼，所有的一切都消失了，不由垂头丧气起来。

田小七的眉头紧锁着，眼睛紧闭着，他走入了一个变幻莫测的世界，突然一个个声音传来，冲入他的耳朵：“孩子，数学竞赛准备好了吗？我对你期望很大很大！”“还有英语竞赛！你代表咱们学校参加，记得你身负重任！一定不能失败！”“别忘记机器人大赛我也给你报了名，一定要拿冠军呀！”

一个浑厚的声音传来，“还有乒乓球比赛！一定拿第一！”“羽毛球比赛！咱们不能输给他们！”

这些声音变成了一道道绳索，把田小七捆了起来，田小七感觉被越捆越紧，挣扎不开。

“小七！小七！别被幻象骗了！”小茯苓大声提醒田小七。

田小七的眼前出现了一个身影，越来越清晰，是班主任刘老师：“小七，你怎么了？不要怕失败！只要努力就好了！过程最重要！结果并不重要！”刘老师的话慢慢解开了田小七的心结。

田小七的眼睛睁开了，几乎是与此同时，莫测手中的琵琶化成了一阵雾气，散开了。

"还真不能小看你们了！"莫测见琵琶失去了作用，化成一团黑雾，消失了。

小伙伴们惊奇地发现，自己竟然又站在了原处。

"你们回来了！我以后再也不离开你了！"灵儿开心地飞到小茯苓肩膀上。

"小茯苓！"思娃惊讶地叫道，"你们刚才突然消失了，怎么又突然出现了。"

"或许我们根本没有离开！"田小七若有所思。

"谢谢你们帮我打败老虎！"林夏夏感激地对小伙伴们说。

"我们帮你打老虎，不会吧？我们可没这么厉害，我们又不是武松！"毛毛一脸诧异。

"不是我们帮你打败了老虎，而是你自己战胜了恐惧，控制了自己的情绪！你是个很棒的女孩子！"小茯苓语重心长地说。

"小茯苓，我怎么感觉你说话的口气，活脱脱像一个人！"毛毛突然说道。

"谁？"大家异口同声地问。

"班主任刘老师！"毛毛笑嘻嘻地说。

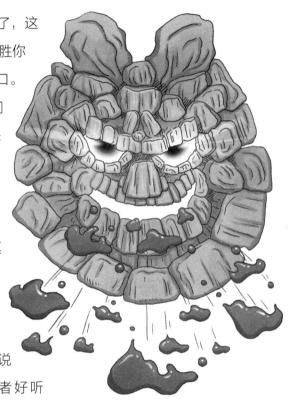

"你们回来了，这说明莫测没有战胜你们！"智者开了口。

"那咱们把莫测抓起来吧！"毛毛摩拳擦掌了。

"我也没说你们就能打败莫测！"智者仍冷冷地、慢慢地说话。

"你能不能说点有用的？或者好听的？"毛毛被打击得很不好受。

"我们还处在危险之中，我说的都是客观分析，只有你们人类才喜欢听虚假的好话。"智者冷冰冰地反驳道。

突然，洞里的那些钟乳石面孔汇成了一张巨大的面孔，它张开血盆大口，喷射出一股股浊物，冲向小莜苓几个人。

神秘营救者

　　"这是什么东西？"毛毛吓了一跳，他努力躲开这些看起来脏脏的东西。

　　"这是被莫测控制的那些人所有的不良情绪，莫测这是孤注一掷了，它想用这些不良情绪击中你们！这非常危险，你们一定要小心！千万别被击中！"智者突然开口说道。

　　"击中会怎样？"田小七在极力躲着，但是一个动作慢了，被一坨秽物击中了头，顿觉头痛欲裂，跌倒在地上。

　　"或许只有他能救你们！"智者缓缓地说。

　　"谁？"小茯苓想听答案，却一不留神，被击中了咽喉，只觉咽喉中竟然生出一个包块，特别难受。她趴在地上，用手捂着咽喉，说不出话来。

　　"田小七！小茯苓！"林夏夏躲着，一歪头，看到这个场景，顿时乱了方寸，一不留神被击中了胸口。她感觉喘不上气了，异常憋闷，跪在地上，脸憋得通红。

"难道我是唯一剩下的独苗了？我一定要躲过去，我一定要救他们！"毛毛身形灵活，躲开了一次次的袭击。

毛毛躲着，却猛然感觉到有一束紫色的、温暖的光芒射来。

"是慧儿！"智者再一次失去了对情绪的控制，他欣喜地喊出来。

"智者，是我来了！"一个身着紫色纱裙的人飘然而至，身后跟着一个熟悉的小娃娃，正是消失的愁娃。

"你怎么找到他的？"智者问愁娃。

"先解决这个大魔头后再说吧！"愁娃没有解释。

"愁娃，我马上打开乾坤袋，装完了这些脏东西，你一会再给我系上！"慧儿柔柔地说罢，打开一个紫色的袋子。

"好！"愁娃的小身子极为灵活，他快速跑到乾坤袋的下面，双手拉出一根细绳。

"这个袋子够用吗？"毛毛凑到慧儿身边，伸过脑袋想看看这个袋子里面到底有多大，关键是能装多少东西。

"就这么点一个小袋子，能装多少东西？"毛毛伸出脑袋。

慧儿嘴角一扬，并不说话，却见这个不大的紫色袋子一打开，所有的污秽之物统统被吸入其中。紫色袋子并没有变大，却怎么也装不满。

巨大面孔口中喷出的秽物越来越少，不一会便弹尽粮绝了。

最后，面孔重重地叹了一口气，骤然消失了，墙面变成了普通的钟乳石。

慧儿将这个紫色的袋子调转朝向几个孩子，袋子中好像有一股力量，从小茯苓、田小七和林夏夏身上各吸出来一块秽浊之物，三人顿觉身上的症状都消失了。

空中的浓雾又重新凝聚在一起，渐渐化生出一张面孔，正是莫测。

"看来我是低估你们了！不过，你们也不能把我怎么样！"莫测狞笑着。

"这可不一定！"慧儿回头问智者，"咱们出手吧？"

"你可练成了？"智者问。

"必须练成！"慧儿笑了。

"出手！"智者点点头，展开双臂，手中散出一片金丝，这片金丝捆住莫测，莫测急忙想变身逃出。

慧儿也伸出双手，射出一片银丝，这片银丝与金丝汇合，竟然自动编织出一个金银袋子，牢牢地把莫测包在里面，莫测再也挣扎不得，不一会，竟然变成一个普通人的模样，闭上眼睛，陷入沉睡。

"这个家伙很普通呀！"毛毛探头看了一眼。

"很普通，但是被唤醒之后就变成了那个大怪物！"慧儿笑了。

智者默念了一会，地面突然裂开，出现了一个金丝楠木的盒子，盒盖自动打开，智者用手一挥，金银袋子裹着莫测掉入了盒子，盒盖又自动关闭了。

这一切都仿佛发生在一瞬间，毛毛看得目瞪口呆。

智者回头看着思娃，说："你以后再也不要生事，把莫测唤醒了！"

思娃赶紧拱手点头，"再也不敢！再也不敢了！"

慧儿笑了："我看真不一定！说不定哪天你又把莫测唤醒了！"

"你又是怎么逃出来的呢？"智者问慧儿。

"被一个人救出来的，一个很奇怪的人，不是咱们这个世界的人。"慧儿回忆说。

"我知道，他很可能就是小茯苓的爸爸！"愁娃说。

"我爸爸？他在哪里？"小茯苓听到这里，一骨碌爬起来，追问道。

"我也不知道他去了哪里。"愁娃无奈地回答。

"怎么可能，刚才你就消失了，你干什么去了？"小茯苓不肯放过爸爸的消息。

"我刚才确实去找你爸爸了，我觉得他或许会有办法，但没有找到他，只找到了慧儿。"愁娃回答道。

"小姑娘，你别追问他了。他说的是实话，你爸爸走了，不过你爸爸让我给你带个话。"慧儿说话了。

"他去了哪里？他让您给我带什么话？"小茯苓抓住慧儿的手，期盼的眼神盯着慧儿说。

"你爸爸说等你们去找他。"慧儿不紧不慢地说。

"那么，我去哪里找爸爸？"小茯苓不明白地问。

"他说去找一位白胡子爷爷，他说你知道。"慧儿说。

"白胡子爷爷！"小茯苓和灵儿同时喊出来。

"灵儿，怎么找白胡子爷爷？"小茯苓继而追问灵儿。

"这个，我也不能确定。但是我坚信，一定会找到的。不过要先走出这个世界。"灵儿的话像外交部发言人。

"好吧！那我们怎么走出这个世界？"小茯苓无奈地问。

"这个我知道，你爸爸告诉我了，是他探索出来的秘密。

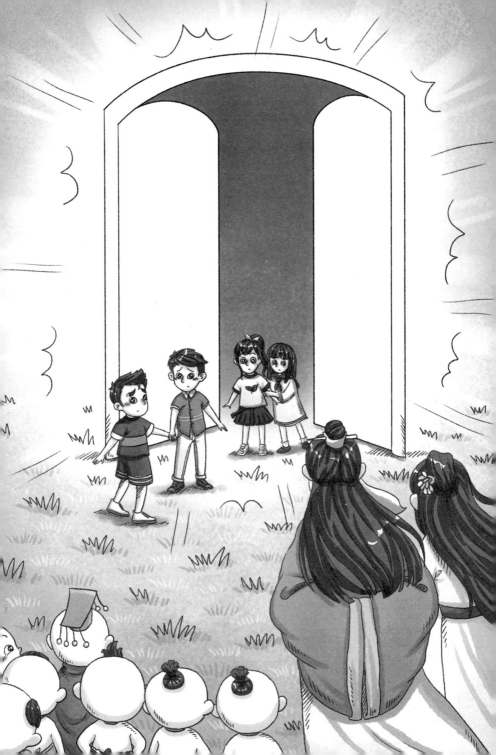

我们这个世界只有两扇门通往另一个世界，每扇门都只能开一次。第一扇门你爸爸做实验了，他成功了，另外一扇门专为你们留着。"慧儿回答说。

"第二扇门在哪里？怎么打开？"小茯苓问。

"就在这里，你爸爸让你们把手拉起来！"慧儿说。

"为啥又要牵手，幼稚不幼稚啊！"毛毛小声抗议着，被田小七抓住了手。

"为啥没有变化呀？"毛毛等待着奇迹发生，但奇迹并没有发生。

"是不是还需要加上我们？你们人类在拥有了理智和智慧之后，才能打开这扇门？"智者想到什么。

"又吹牛！加上你们也打不开！"毛毛小声嘀咕着。

但当智者和慧儿与小伙伴们将手牵到一起，围成一个闭环的时候，中间生出了一束光芒，慢慢地，这光芒变成了一道门。

"你们快走吧！这道门一会儿就会消失，永远消失！"慧儿提醒大家。

"快走吧！这儿可没有第三扇门！"灵儿也提醒道。

"为什么离别总是来得这么突然！"小茯苓感觉鼻子酸酸的，再一次感觉到不舍。

"好了，小茯苓，别再触景生情了！"毛毛推着小茯苓就进了大门。

"从头到尾我也没看到他有什么法术，他到底是智者吗？"毛毛想起了什么，又跑了出来，悄悄问思娃。

"如假包换！他之所以被称为智者，不是因为他会法术！而是他教会了你用理智。"临别了，思娃想挤出一丝笑容，但笑得比哭还难看。

"什么意思？"毛毛不解。

"毛毛，快走吧！快走吧！这个世界的门快要关闭了！"田小七看到毛毛还在问问题，一把将他拽入了大门。

随之，大门轰然关闭了。几乎是同时，大门又重新变成一束光芒，永远在地面消失了。

智者冷冷地说："都走了，咱们走吧。"

慧儿跟上智者，问："师傅，您说莫测还会被唤醒吗？"

"我可不敢了！"思娃低下头，不敢再说一句。

"你是不敢了，但别人可不一定。"智者说完，化成一团白云，飘向了远处。

结尾

小伙伴们走入大门，进入一个狭窄局促的暗室。

"真黑！灯在哪里？你们说这地面结实不结实？"毛毛跺了跺地面。

"毛毛，你别跺地面了，你的体重有些让人担心。"小茯苓有些担心。

"毛毛，快闭上你的乌鸦嘴！你每次说完，就发生一些不好的事情。"林夏夏怕极了。

"夏夏，我觉得你说的话没有科学道理吧。"田小七纠正林夏夏的话。

"可我确实感到地面不结实！"毛毛不敢再跺脚，但心却提起来。

小伙伴们谁也不敢再说一句话，好像这样能相对安全一些。

突然，开裂的声音传来，在寂静的空间里显得格外刺耳。

"地面真的开始开裂了。"小茯苓有些惊慌地说。

"不只是地面,我感觉墙面也开始开裂了!"林夏夏急哭了。

"这是为什么?"田小七不敢相信。

开裂声越变越大,突然暗室分崩离析,石块乱飞,粉尘弥漫。

随着扑通扑通的声音,小伙伴们好像纷纷掉进了水里。

"救命!我不会游泳!"林夏夏大声喊叫着。

"夏夏别慌!我过去救你!"田小七奋力冲着林夏夏的声音游过去。

突然,水面骤然变化,生出一个漩涡,小伙伴们都掉入了漩涡,漩涡又化成一个光滑的通道,像一个巨型滑梯,小伙伴们在上面急速下滑。

猛然间,出现一个巨大的硬物,拦住了去路,大家纷纷撞到了这个硬物上。

"疼死我了,我们这是到了哪里?这到底是个什么东西?"毛毛的头撞到了这个硬物上,发出一声痛呼。

图书在版编目（CIP）数据

七个娃娃 / 朱姝著 . -- 北京：中国医药科技出版社，2020.4
（中医药世界探险故事）
ISBN 978-7-5214-1648-0

Ⅰ . ①七… Ⅱ . ①朱… Ⅲ . ①中国医药学 – 少儿读物 Ⅳ . ① R2-49

中国版本图书馆 CIP 数据核字 (2020) 第 040253 号

美术编辑　陈君杞
版式设计　古今方圆

出版　中国健康传媒集团 ｜ 中国医药科技出版社
地址　北京市海淀区文慧园北路甲 22 号
邮编　100082
电话　发行：010-62227427　邮购：010-62236938
网址　www.cmstp.com
规格　880 × 1230mm $\frac{1}{32}$
印张　5
字数　81 千字
版次　2020 年 4 月第 1 版
印次　2020 年 4 月第 1 次印刷
印刷　三河市百盛印装有限公司
经销　全国各地新华书店
书号　ISBN 978-7-5214-1648-0
定价　20.00 元